-------------- 打開層層緊繃和沾黏的疼痛自救 --------------

肌筋膜疼痛修復全書

16個常見痛症×
4大放鬆手法

解析全身
筋膜網的異常

中西醫雙修復健專科醫生 涂俐雯 著

用筋膜網的概念，
重新認識身體

　　人體的每個部位都有神經的支配和血管供應養分，然而筋膜也是，甚至比神經或循環系統更無孔不入，分佈的密度更高。雖然從皮膚下、肌肉裡以及臟器之間，筋膜在人體巡迴貫穿無處不見，但是長久以來筋膜卻被西方醫學認為是沒有功能的。

　　一直到近年來，從人體解剖和力學的研究開始，發現了肌肉之間會利用筋膜來互相溝通傳遞張力，因此以同一個力量傳遞鏈為基準，可以將人體的肌筋膜分類成數條路徑，這就是所謂的「筋膜線」的概念。

　　然而非常神奇的是，筋膜線的路徑居然剛好跟中醫的十二經絡所循行的路徑非常相似，雖然中醫的經脈理論雖然至今沒有被十分科學化的驗證，不過卻是數千年來直接在人體不斷試誤，所累積的經驗法則，而如今西方醫學界竟然如此巧合地，歸納出了與經絡循行高度相似的「筋膜線」的路徑，這暗示著「筋膜線」或者「經絡」的確有其作用，只是筋膜的功能與作用的機制還需要更多的研究去發現與證實。

　　既然筋膜系統分佈如此廣泛，功能又如此龐雜，那怎麼能夠這麼簡單的只用筋膜「線」的概念來表達而已呢？必須要抽絲剝繭，好好的來分析筋膜才是！因此除了筋膜線的概念之外，本書更深入地將筋膜分層來探討。

超越復健診所副院長

涂俐雯

筋膜包括「淺層筋膜」與「深層筋膜」，這兩層筋膜結構不同、功能不同，治療的方式也不同；此外，筋膜之間的構造和填充物質，也與筋膜的健康狀態有非常大的關聯，一般常說的筋膜的「纖維化」，其實不一定正確，有些是「緻密化」。

透過詳細的剖析筋膜之後，大家將會對筋膜有全新的認識，那些白色筋膜，不再只是協助肌肉力量傳遞的媒介而已，筋膜損傷不是只會產生疼痛，或影響運動表現而已，某些筋膜會連結到內臟，因此筋膜損傷導致的疼痛，可能跟某些內臟問題有關聯；而淺層筋膜的感覺非常敏感的，所以氣候只要稍有變化，就能夠影響筋膜導致酸痛；此外，筋膜是能夠記憶的，因此心理的創傷會在筋膜刻下就算癒合也還是會記得痛的傷口。

總而言之，用「筋膜網」的概念來詮釋筋膜是比較全面的，許多身體的問題，都能在筋膜網裡找到解答，同時也找到治療的方法，本書後半段所提到保養筋膜的工具與方法，都是非常新，也是非常實用的方法，希望大家都能在書裡找到善待自己的筋膜的方式。

CONTENTS

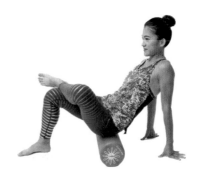

第4章 肌筋膜的疼痛和保健觀念大解密
——關於筋膜的伸展、保養、強化和休息，最重要的 7 個關鍵

第5章 改善肌筋膜痛症的四大解痛技巧
——伸展、按摩、徒手、道具：選擇最適合的疼痛改善方法

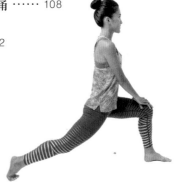

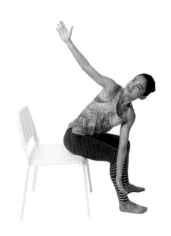

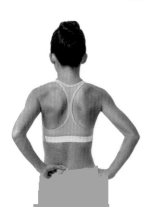

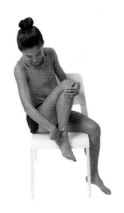

第 1 章

筋膜「線」概念，全「面」升級！

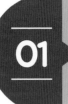

01 連結肌肉群、維持身體活動度的筋膜

　　如果要跟一個完全不懂人體解剖概念的人來介紹筋膜的話，我會說筋膜就是肌肉周圍或者裡面銀白色的那一層，也就是在處理肉品的時候，會丟掉的東西，因為咬起來又硬又沒味道。

　　這樣講的話，大部分的人應該都能稍微懂「筋膜」是什麼，也能把「肌肉」跟「筋膜組織」連結在一起思考，這就是所謂「肌筋膜」的概念。簡單的說就是，肌肉裡裡外外都有筋膜，不同的肌肉與肌肉之間，也會靠著筋膜互相連結，經過這樣的連接，就能把不同肌肉收縮的力量串連在一起，發揮一加一大於一的力量加成效果，不僅可以讓動作的速度加快，也可以減少能量的耗損，這是筋膜在生物力學上的貢獻，這也只是筋膜許許多多功能的其中一種而已。

　　筋膜的功能非常多，上面所提到「在肌肉上的這些白色部分」，只是筋膜的一部分而已，稱為「深層」筋膜，在這層的上面還有「淺層」筋膜，而不同深度的筋膜層之間，還填充著許多纖維跟基質，廣義來講，每一層筋膜與其中間的纖維和基質，全都是「筋膜系統」的組成之一。

筋膜的每一個部分都有其存在意義，例如淺層筋膜裡面充滿了許多感覺接受器，對於各種刺激非常敏感，因此，淺層筋膜負責人體對外第一線的感覺接收，就像是公司的客服人員一樣；此外，健康的筋膜各層之間都有良好的滑動性，尤其是身體需要比較大的活動度的部位，滑動性尤其要更好，這種設計可以讓身體有好的活動度跟延伸性，想要怎麼動就能怎麼動，不會出現「想伸手出去拿東西，卻覺得手臂或者腋下皮膚很緊、被拉住」的感覺。

▶ 筋膜不只連線，還會層層交疊

除了同一層的筋膜會相連形成「筋膜線」之外，不同層的筋膜之間，也有互相連結的構造，例如，皮膚與淺層筋膜之間有「垂直的支持帶」，淺層筋膜與深層筋膜之間有著「斜向的支持帶」（如下頁圖），支持帶就是連結筋膜「層」與「層」間的纖維組織，而填充在支持帶之間的還有脂肪組織，基質與各種纖維。

支持帶就像是繩子一樣，將上下兩層筋膜聯繫在一起，不至於讓兩層筋膜因為互相滑動而分離的太遠，而夾在這些纖維中間的脂肪與基質，就像是紙箱包裹裡防撞的塑膠泡泡一樣，將筋膜層之間的空隙填滿，可以保護周圍的組織避免撞擊。

夾在中間的黃色物質是大家比較熟悉的脂肪組織，除了脂肪之外還有許多像是泡泡一樣的東西，填充在筋膜層之間，這些大大小小的多邊形泡泡乍看之下排列雜亂，形狀不規則，乍看之下感覺沒什麼用處，但是經過學者研究之後發現，這些泡泡其實是有作用的，並將其命名為「微空泡」(microvacuole)，這些泡泡一個接著一個互相靠著，剛好把整個空間撐起來，當外在的壓力來的時候，泡泡可以碎化變小，壓力解除之後再融合變回原本

的樣子、或者轉變成其他可以剛好填滿這個空間的樣子。

　　舉例來說，如果用力壓住皮膚幾分鐘，那皮膚就會陷進去甚至出現壓痕，但是當力量放開一段時間之後，壓痕就會消失，皮膚又會回到本來的樣子，又例如說當你坐下來時，屁股馬上會被壓成扁扁的樣子，但是當你站起來的時候，屁股就又立即變回原本圓圓的形狀！人體這些快速的形狀變化，都是因為筋膜層裡面的泡泡能夠很快速地、隨著外在壓力而碎化或融合變形去適應。

　　不過，也不是每次承受壓力後，都能夠輕易地變過去又變回來，例如長期承受過多的壓力，導致筋膜彈性疲乏，或裡面的微空泡和基質變性，或是老化導致筋膜和基質的退化，那都就很難變回來，或根本變不回來。這些神秘的「微空泡」，居然有如此重要的功能，但卻到最近才被學者所發現跟重視。

　　總而言之，如果要比較完整的來描述筋膜，至少要包含淺層筋膜、筋膜間的纖維、基質還有脂肪組織，最後再加上深層筋膜和包裹肌肉的筋膜，簡單的來說，淺層筋膜跟感覺接收很有關，深層筋膜主要負責力量傳遞，中間的構造則協調了淺層跟深層，除了可以讓層與層之間順暢地滑動，能夠快速形變的特質更能保護筋膜，是身體抵抗外來壓力的一大利器。

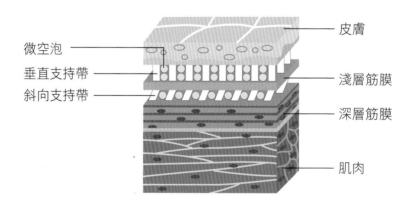

微空泡
垂直支持帶
斜向支持帶
皮膚
淺層筋膜
深層筋膜
肌肉

▲ 筋膜並不只是在皮膚之下、包覆住肌肉的一層「白白的物質」，除了分為深、淺層之外，層層筋膜之間充滿了許多重要的物質。

把筋膜連成線──
人體的七大筋膜線

　　筋膜存在於身體的各個部位，質地非常多樣化：有很鬆散的，像是臟器間的筋膜；也有很緊密的，像是肌腱跟韌帶。而筋膜的功能當然也很多，傳遞力量是筋膜的眾多重要功能之一，而如果想要從力學的角度來認識筋膜的話，那就一定要提到筋膜線理論的開山始祖《解剖列車》這本書了！

　　作者 Tom Myers 發現，不同肌肉之間的筋膜可以彼此相連，因此他透過實際解剖大體的發現作為證據，將筋膜以力量傳遞的連貫性作為分類標準，進而定出了人體的七大筋膜線，包括：淺背線、淺前線、側線、螺旋線、手臂線、功能線和深前線。

　　歸納在同一條線的肌肉筋膜的張力，會透過筋膜彼此相通、互相影響，這也正能解釋為什麼「頭痛醫腳、腳痛醫頭」會有效果，那就是因為頭和腳都位於「淺背線」上，因此頭痛可能是因為腳跟緊繃，同理，腳跟痛可能是因為頭皮緊繃的關係。

1 » 淺背線

位置

淺背線從前額的眉毛上方經到頭頂，再從身體背面，沿著脊柱兩邊的肌肉一路往下，經過兩邊屁股往腿部走到腳跟，再繞到腳底，幾乎從頭到腳縱貫全身。

淺背線這條筋膜線的作用，主要是負責讓身體豎直起來；簡單來說，如果想要一個人站直坐正的話，可以從上往下把他的淺背線拉緊就可以了，但是，如果拉過頭的話腰椎會前凸、骨盆會前傾，身體反而會呈現後仰的姿勢。

肌筋膜緊繃發炎或者受傷，都會產生疼痛，不過，基於同一條筋膜線上的張力是互通的原理，肌筋膜疼痛有一個特點，那就是疼痛可以隨著筋膜線的路徑傳遞出去，除了受傷處出現疼痛之外，疼痛也可以轉移出現在其他地方。舉例來說，上背部筋膜緊繃的人，疼痛的點有可能出現在後頸部；小腿肌肉緊繃的人，疼痛點的可能出現在足跟的足底筋膜；後大腿拉傷的人，疼痛的點可能出現在屁股的坐骨上。

同樣的道理，有沒有可能小腿的緊繃，會導致下背疼痛呢？當然是有可能的，舉個例子來說，有一些人感到下背痛，但是去跑步後，下背反而不痛了，為什麼呢？那是因為大腿和小腿後側的筋膜和下背的筋膜，都屬於「淺背線」，都是相連的！當活動下肢的時候，背部筋膜也會跟著動，筋膜動起

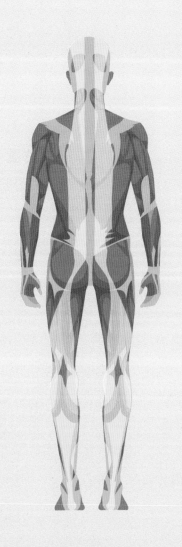
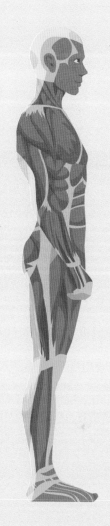

　　來、熱開了之後，緊繃感就會下降，有些疼痛就自然緩解了。

　　筋膜線的概念讓我們在處理疼痛問題的時候，可以有另一種思考的邏輯，而不是只侷限在症狀發生的部位而已，這就是「頭痛醫腳，腳痛醫頭」的道理。

2 》 淺前線

淺前線在身體的前方，從腳背開始往上，到小腿與大腿的前側，到骨盆之後再沿著腹部與胸部的前側往上走到頸部，然後再接到頭皮筋膜上。

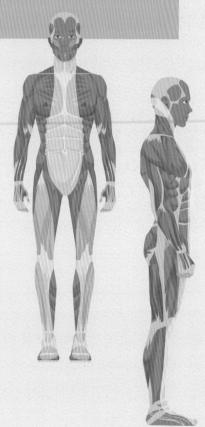

淺前線是身體前方最主要的筋膜線，**淺前線筋膜可以和淺背線筋膜的張力互相平橫，讓身體直立起來，**如果淺背線張力太大，身體會向後仰，如果淺前線的張力比較大，那麼身體就會向前彎。因此，當淺前線收縮用力時，軀幹和肢體就會彎曲起來，像是蝦子縮起來這樣，所以大家可以想像，「用力踢足球」的動作就是需要很多淺前線的力量。

跟淺背線一樣的道理，只要是淺前線經過的肌筋膜的張力都會互相影響，因此任何一段都有可能影響另外一段，即使兩者距離很遠仍然都是有可能的。

3 》側線

位置

側線顧名思義就是「走在身體側面的線」，從腳踝的外側開始往上走，經過大腿的側面，身體的側面，再一路往上到頸部與頭的側面。

側線的功能是負責穩定身體的兩側，尤其是需要單腳站或者單腳落地的動作，人體對側線的依賴，舉跑步為例，側線就需要與深前線的力量一起作用，讓身體能夠在單腳落地支撐時維持平衡，並協助單腳推蹬向前，也因此許多跟跑動相關的運動傷害，都跟側線有關係，例如髂徑束摩擦症候群。

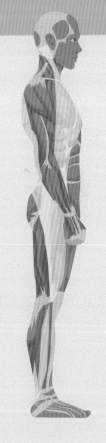

4 》螺旋線

位置

螺旋線是所有筋膜線裡面最複雜的，因為螺旋線把身體用雙股螺旋的方式包起來，不像是淺前線或者淺背線是一條相對比較直的線。

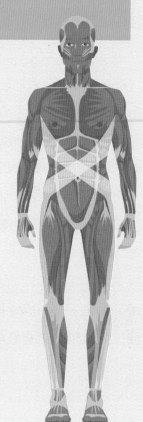

螺旋線是兩條交叉斜走，將身體螺旋包裹起來的線，螺旋線特別的地方在於跟身體其他許多筋膜線有共用路徑的現象，因此這條線就是將許多筋膜線的力量聯合起來，負責身體旋轉時的穩定度，確保身體在扭轉的時候，軀幹不會因為扭力太大而偏離正軌而受傷。

當四肢配合身體的旋轉做出動作的時候，例如丟棒球、網球擊球等等，整個旋轉的力量對軀幹造成的力矩是非常大的，因此需要螺旋線把身體綁住，並將扭力傳遞分散到身體的其他部位，不會一旋轉身體就整個扭壞或散開。

5 》前手臂線、背手臂線

位置

手臂線分成「前手臂線」跟「背手臂線」，「前手臂線」
從前胸肌開始，經過內側手臂，直到手掌前側，
「背手臂線」則是從上背部開始，經過肩膀後
側和手臂外側，最後到達手掌背側。

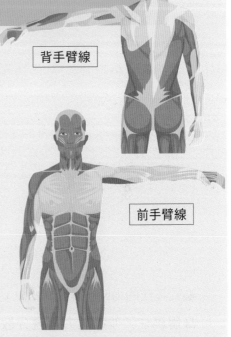

背手臂線

前手臂線

上面提到的淺背線、淺前線、側線和
螺旋線，都有經過下肢，但是卻都沒有經
過上肢，因為上肢筋膜跟下肢筋膜的特性
有很大的不同。

腿部（下肢）許多肌肉的附著點就在
筋膜上，肌肉與肌肉之間也有很堅韌的筋
膜作為間隔，這是因為下肢筋膜的特性是
支撐身體去站立、去行走、去跑動還有去
跳躍，因此下肢筋膜會與軀幹的筋膜直接
連接，被歸類到全身性的筋膜裡去；而人
類的上肢是負責比較精細的動作，因此在解剖列車中提到，上肢的筋膜線就
有四條，包括淺層與深層的前側手臂線，以及淺層與深層的背側手臂線，這
四條手臂線負責上肢的各種動作。

》功能線

功能線主要分佈在軀幹，也分成前側跟背側，並同時連接
上肢與下肢，而且都只連接到上肢與下肢的近端，並沒有
再繼續走到上肢或下肢的遠端。

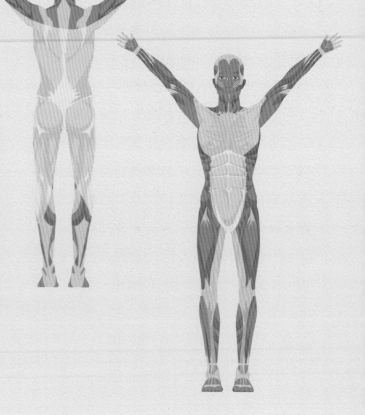

功能線的主要任務
是「傳遞力量」，在下肢
固定的情況之下，可以將
軀幹的力量充分傳遞到上
肢，例如網球發球的動作；
反之，在上肢固定或者上
肢相對不動的狀況之下，
功能線可以把軀幹的力量
傳送到下肢，例如體操的
單槓動作。

7 » 深前線

外層被螺旋線和功能線包覆，從脖子開始，沿著身體軀幹的中間核心部位，一路到達腳的大拇指腳球下方。

深前線是最靠近身體軸心，也最深層的肌肉群，可以看作是身體的**核心肌群**，負責保護身體的軸心──也就是脊椎，軀幹部位的深前線也跟內臟器官有緊密地接觸，因此，深前線可以保護內臟，而相對的，內臟的一些問題也可能反映在深前線上。

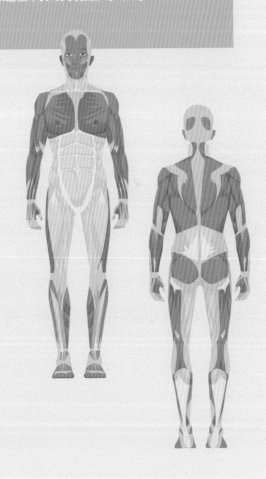

並不是每條筋膜，都能「沿線找到痛點」

因為《解剖列車》提出的筋膜線理論，已經深入人心並廣為人知，正因為如此，許多人認為人體只有這七大筋膜線，而且「筋膜一定要連成線」。其實筋膜的世界並不是這麼簡單的，首先，Tom Myers 提出的七大筋膜線，經過許多學者研究之後，發現這七條筋膜線，在人體的生物力學上，並不是每一條都有同等重要的意義。

Tom Myers 一開始是在大體解剖時發現，人體的筋膜會跨過骨骼關節、連結肌肉與肌肉，因此把這些相連的肌筋膜連成一條筋膜線，這些連線在大體上拉動的時候，的確會互相拉扯影響，不過，**當人體真的運作起來，並不是每條筋膜線在力量的傳遞上都有同等的效益**，目前研究顯示，依照證據力等級來排序的話，最有意義的筋膜線：第一名是「淺背線」，第二名是「背側功能線」，第三名則是「前側功能線」。

簡單的來說，第一名的淺背線是最值得信賴的，當淺背線的肌肉收縮時，張力完全照著淺背線的路徑在傳遞，第二名跟第三名背側功能線和前側功能線，則是大部分的力量是照著路徑走，小部分會「出軌」。

除了這三條之外，其他筋膜線的力量傳遞大多都不照著路徑走！因此大家對筋膜線要有一個新的認識，那就是這七條筋膜線的路徑，並不是鋼鐵定律，有些時候某些筋膜線會不按牌理出牌，有可能會脫稿演出；絕對會沿線照著走的就像是「高速公路」一樣（例如淺背線），而走一走有時候會不小心走到岔路的，就像是「一般道路」一樣，而一般道路之中，也有分成相對比較不容易走到岔路的（例如背側或者前側功能線），或者非常很容易走到岔路的（例如其他的筋膜線）。

▶ 真正的痛點，其實發生在另一條筋膜上？

此外，筋膜線與筋膜線之間有可能會互相影響，因為不同的筋膜線經過的路徑有可能會交叉，也有可能會重疊，就像是馬路一樣，會有平行的路，也會有交叉路口，也就因為這樣，不同的筋膜線就有了影響彼此的可能性。

例如，一起下同一個交流道的兩條路，會因為其中一條路塞車，導致另一條路回堵；交叉路也一樣，如果十字路口有交通事故堵住的話，那麼兩條路都會塞車，這就是為什麼疼痛明明就是發生在某條筋膜上，但卻不一定可以在這條筋膜上找到緊繃的點。

舉例來說，螺旋線跟淺背線都經過脊椎兩旁的豎脊肌，和臀部的薦粗隆韌帶，還有腿後肌群，這些肌群就是這兩條筋膜共同走的路徑之一，因此在共同路徑上發生的事情，就有可能影響到螺旋線，也有可能影響淺背線。

為了解釋這個理論，我們來做個實驗：

請伸展或者按摩放鬆豎脊肌與大腿後側肌群，然後再試著彎腰跟旋轉身體。

你會發現，不僅僅是淺背線掌管的活動度（彎腰）增加了，
連螺旋線掌管的活動度（軀幹旋轉）也變大了！

選擇筋膜的共同路徑來放鬆，通常有事半功倍的效果。舉例來說，在大多數的時候，一旦出現下背痛問題時，都會直覺應該是淺背線的問題，好好地把淺背線上所有緊繃的肌肉都放鬆之後了，結果卻只有些微的緩解，疼痛依然沒有消失……這時候，如果能想到「螺旋線跟淺背線是有共通路徑的」，試著放鬆螺旋線上緊繃的肌肉看看，例如前鋸肌或腓骨長肌等等。沒想到放鬆完之後，下背居然就不痛了！這就表示，下背痛的元凶其實是在螺旋線，並不是無辜的淺背線啊！

▶ 解痛不能只靠「沿線」，「全面」才能找出真正痛點

筋膜線除了前文所說，會有共同路徑或者交叉路口，彼此交互影響之外，由於筋膜密密麻麻、連貫縱橫地分佈在全身，可以說是身體的 3D 軟骨架，不可能用簡單的幾條筋膜線代表身體筋膜的全貌。

打個比方來說，剛剛介紹的這幾條筋膜線只是比較大條的馬路，但一個城市不可能只有大馬路，一定還有小馬路或者巷道，甚至是小路，這樣才能構成一個密密麻麻的道路系統，才能夠到達城市的任何一個角落。筋膜之於身體也是這樣，有小的筋膜線，就會有中的或大的筋膜線；有筋膜線，當然也就可以有筋膜組成的平面。從「點」連成「線」，從「線」形成「面」。

而人體最有名的大片筋膜，那就是位於背部的胸腰筋膜，這是一整片的筋膜從背後繞到身體前側、連結到腹肌的筋膜。這一大片筋膜上張力的傳遞，

就有可能來自各個方向！當筋膜只是一條線的時候，會比較容易去分析和思考張力的來去和高低，但是當筋膜是一大片繞著身體圍成一圈的時候，張力為何而來？從何而去？張力為何此高彼低……等，就需要更細緻的觸摸去感受，更全面地去分析，才能夠更精確的診斷出真正問題的所在。

例如，胸腰筋膜往斜上方，會連接闊背肌走到手臂，又連接腹橫的筋膜到腹部前側，如果有一個人舉手的角度受限，有可能是闊背肌太緊，但也有可能是「腹部筋膜太緊繃」！

寫到這裡，相信大家對筋膜又有更深一層的認識了。「筋膜線」的概念只是一個入門，是最簡單的概念，這些筋膜線裏面，有一些是高速公路，有一些是一般道路，有些路會重疊，有些路會交叉，這些路的車流都可能會互相影響，而且除了這些檯面上叫得出名字的大條筋膜線，其實還有千千萬萬的小筋膜線縱橫貫穿連接在其中，讓身體的每個部位每個角落都可以藉由筋膜互相溝通。

這些「點點」、「線線」的筋膜在某些部位，其實更適合用一個「面」來理解，用「筋膜面」的概念，就可以解釋一些無法用「筋膜線」來說明的狀況。在這本書中，就讓我們更深入地來剖析，到底筋膜是如何導致疼痛的？而當我們面對身體各處的疼痛，又該如何去找出到底是哪裡的肌筋膜出了問題呢？

第 2 章

從筋膜構造和功能，
發現疼痛的原因

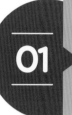

01 ▶ 淺層筋膜：讓皮膚固定和滑動，保護血管和神經

在幾年前，筋膜的概念開始普及到大眾時，為了簡單的說明筋膜對人體的重要性和位置，因此簡化為「包住肌肉的那一層白膜」。然而，真正的筋膜構造，絕對不只是那一層膜。

首先，筋膜分為「淺層筋膜」和「深層筋膜」，淺層筋膜是距離皮膚最近的一層筋膜，它把皮膚下的組織分成上下兩層，在淺層筋膜以上的為淺層脂肪組織，在淺層筋膜以下的稱為深層脂肪組織，而深層的脂肪組織下面就是深層筋膜，深層筋膜以下才是肌肉。

在上一章中，提到了主要的七條人體筋膜線，分別有不同的功能，讓人體可以直立、扭轉和跑動等等，接下來就進一步說明兩種筋膜在人體中，分別負責哪些作用，才能讓身體做出各種動作，以及當這兩種筋膜出現問題時，身體會以什麼樣的方式（疼痛或動作角度受限等等）呈現出來。

▶ 連結組織，讓皮膚滑動和固定的功能

在皮膚與淺層筋膜之間的「淺層脂肪組織」裡面，有著垂直走向的「淺層皮支持帶」，這些支持帶就像柱子一樣，在這些柱子隔間之內的是圓形的脂肪小葉；而在淺層筋膜與深層筋膜之間的「深層脂肪組織」內，則有著傾斜走向的「深層皮支持帶」，「深層脂肪組織」的脂肪小葉形狀比較橢圓。

如果以雙層漢堡來比喻的話，其中三層麵包可以分別代表皮膚，淺層筋膜和深層筋膜，而淺層皮支持帶跟深層皮支持帶就像是中間會牽絲的起司，麵包跟麵包之間可以藉著中間的起司有連接，卻不會黏的死死的，還可以互相前後左右互相滑動。這些支持帶的作用真的就是這樣，一絲一絲連在筋膜層與層之間，兼具固定與移動的功能，這就是為什麼輕輕的推動臉部的皮膚，皮膚會很輕易滑動的原因。

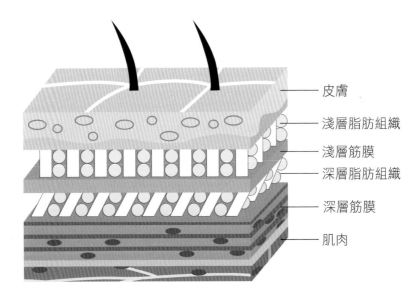

皮膚
淺層脂肪組織
淺層筋膜
深層脂肪組織
深層筋膜
肌肉

▲ 筋膜層之間的「支持帶」，讓筋膜連結皮膚和肌肉之間既保有滑動性、又有固定的作用。

人體全身都有淺層筋膜，不過每個部分的滑動程度都不同，有些部位的淺層筋膜可以輕易的滑動很多，例如眼皮或者頸部，但有些部位則是不需要滑動的，像是手掌跟腳底。

想像看看，如果手掌與腳底的筋膜會輕易滑動的話，那麼走起路來就會像是穿著過鬆的襪子在很滑的地板走路一樣，走起路來會滑來滑去、很難走得快；手掌也是一樣，如果滑動太大的話，連握筆都握不穩，會寫出歪七扭八的字。

手掌和腳底這些位置的皮膚滑動度是如何降低的呢？原因是在手掌或者足底的淺層筋膜之下，幾乎沒有「深層脂肪組織」，因此淺層筋膜就直接連接到深層筋膜，兩層筋膜合在一起形成大名鼎鼎的足底筋膜。

不過，雖然足底的淺層筋膜之下沒有深層脂肪組織，但在足底淺層筋膜之上有很豐厚的脂肪（淺層脂肪組織）跟很堅韌的淺層皮支持帶，這些吸震的構造可以做為足跟與地面之間的緩衝。這些都是筋膜隨著人體不同部位和不同功能，適應後所產生的變化。

此外，淺層筋膜的厚度在身體的每個部位是不同的，「下肢通常比上肢厚」，「背部比腹部厚」，「下腹部比上腹部厚」，「肢體近端比遠端厚」。比較厚的淺層筋膜有比較高的抗壓性，因此一般來說，身體健壯的人，淺層筋膜也會比較厚實堅固。此外，淺層筋膜因為結構的關係，會受到老化的直接影響，讓皮膚容易因為老化而鬆垮下垂、失去彈性。

淺層筋膜是由「彈性纖維」和「膠原纖維」組成的，膠原纖維是三股螺旋的構造，可以被拉長卻不容易斷裂，具有強大的韌性，甚至比同等單位重量的鋼鐵更強韌；而彈性纖維的筋膜可以隨著外來的壓力而變形，等壓力解除了之後會彈回原來的形狀，甚至可以延伸到原來長度的兩倍以上，你可以捏捏看頸部的皮膚或者耳朵，就可以感受到筋膜的彈性。

不過，彈性纖維會因為「老化」或「陽光」而失去彈性，因此隨著年紀增長或曬太陽，筋膜的彈性會慢慢降低，壓過後放開回彈的速度變超慢，甚至彈不回來，形成永久的皺紋！

如果有機會分別拉看看小孩子的耳朵跟老年人的耳朵，就可以輕易地感受到年紀對於淺層筋膜彈性的影響有多大！另外，隨著年紀老化，皮支持帶的垂直度會變小，也就是皮支持帶的纖維變得更傾斜，且是往地心引力的方向去傾斜；此外，老化也會讓支持帶的密度降低，淺層脂肪組織體積縮小，以上種種的這些變化，都會讓老化的皮膚顯得鬆弛與下垂。

▶ 讓神經和循環系統運作順暢，保護血流

淺層筋膜將皮膚與肌肉分開，讓皮膚、筋膜與肌肉之間可以彼此滑動，但其功能不只是為了可以滑動而已，**最重要的功能其實是要保護走在層與層之間的眾多血管和神經。**

不管是深層的肌肉骨骼或者淺層的筋膜皮膚，都需要神經去支配，也需要血管去供給養分，如果皮膚、筋膜與肌肉之間沒有空間可以滑動的話，那麼身體只要一動，就會拉斷神經或者血管，因此淺層筋膜夾在皮膚之下與深層筋膜之上，所製造出的上下兩層空間，再加上深層與淺層皮支持帶與脂肪組織的支撐，才能夠幫神經、血管和淋巴管留下可以通過的空間。尤其是靜脈，它不像動脈的管壁具有彈性，如果沒有這個空間保護靜脈不被壓扁，加上這些脂肪組織墊在靜脈周圍，流到靜脈裡血液就無法順暢的回流了。

總而言之，淺層筋膜的功能，包括確保皮膚、淺層筋膜與深層的肌肉之間的滑動性，並且撐起皮膚與肌肉層之間的空間以保護神經血管可以正常發揮作用。淺層筋膜的功能，雖然不像是神經系統或者循環系統那麼威風，但

如果沒有淺層筋膜，這些系統也無法發揮正常作用。

　　大家可以想像一下，如果神經走在不能滑動的皮膚筋膜之間，只要一個舉手的動作，走在手臂皮膚下的神經就會被拉扯到，輕則瞬間有被電到的感覺，嚴重的話甚至神經直接拉斷，就喪失感覺了；不只神經，如果血管走在沒有淺層筋膜保護的空間裡的話，只要坐在椅子上，屁股和大腿的靜脈都會因為體重而被壓扁阻塞住，導致下肢的靜脈血液無法回流，那麼，坐著一段時間後，整隻腳就會腫起來。

　　因此，看起來平凡無奇的淺層筋膜，其實是非常重要的啊！

02 深層筋膜：協調肌肉，控制動作和力量

▶ 調控肌肉和關節，把動作最佳化、效率化

　　深層筋膜在淺層筋膜之下，分成「腱膜筋膜」與「肌外膜筋膜」，簡單的來說，就是所有直接連結著肌肉的筋膜組織，都是深層筋膜，包括在肌肉外面，表面和裡面的纖維都算是。

　　這些筋膜的纖維排列都非常整齊緻密，並且與肌肉有直接的交互作用，不論在構造上直接相連，或者參與肌肉力量的傳遞跟協調動作的方向，**因此深層筋膜最重要的功能之一，就是協調肌肉的動作**，肌肉收縮經過深層筋膜的調控之後，可以減少很多不必要的能量耗損，讓動作升級更有效率。

　　舉例來說，一個網球正手拍擊球的動作，你會發現如果想要在木偶身上，重現這樣優美的動作，是絕對不可能的，因為木偶只有關節，沒有筋膜，至多只能調控手肘跟肩膀關節彎曲的時間點和幅度，但即使再怎麼細緻地去調控，缺乏筋膜的木偶動作看起來還是很呆板。

　　真實的人體跟木偶不同的地方在於人體不只有關節，也有筋膜，很多力

量經過筋膜的協調，讓動作看起來更圓滑順暢，甚至有一部份的力量根本沒有經過關節，就直接從深層筋膜傳遞出去了，這不僅可以減少能量的耗損，也可以讓動作更迅速優美。研究發現，肌肉產生的力量中有高達 30-40%，不是沿著肌腱去傳遞的，而是經由筋膜去傳遞的，也就是說，這三四成的力量單靠「筋膜拉著筋膜」就可以傳遞，並產生動作，除了節省能源與提升動作表現之外，同時也減少肌腱的負擔。

然而，深層筋膜也參與關節「本體感覺」的接收跟調控，所謂本體感覺就是不靠視覺，也能知道某處關節相對於身體其他部位，在三度空間裡的相對位置，這功能可以降低動作時對視覺的依賴程度，除了可以減少腦部工作量之外，也能加速動作的產生與執行的精確度。在運動場上很多不可思議的超快速反應，其實都是要靠運動員優異的本體感覺與肌肉協調能力，而這些剛好都是深層筋膜的功能，也證明了它跟運動表現是很有關係的。

▶ 膝關節疼痛，有可能代償影響到腳踝！

此外，深層筋膜傳遞的本體感覺也有協調多個關節的作用，舉例來說，在蹲下或者跳起等動作的時候，需要三個下肢關節一起動作：包括髖關節、膝關節跟踝關節，這種精細的協調其實並不是完全靠大腦控制，筋膜也負責了一部份協調這三個關節啟動時間點與動作幅度的工作。

筋膜在人體分佈很廣、無所不在，而且善於傳遞這種力學的訊息，因此由筋膜來負責傳遞消息協調動作是最快速並省腦力的。例如，大腿上面是髖關節，下面是膝關節，因此大腿筋膜就負責髖關節與膝關節之間的聯繫，而小腿筋膜則負責協調膝關節與踝關節的動作。

正因為筋膜會負責關節動作的聯繫，所以假設當你扭傷腳踝之後，腳踝

活動度因疼痛而變差，腳踝往上勾起來的角度變小，那麼當要蹲下的時候，小腿後側的筋膜就會承受異常的拉扯張力，這個拉力會傳遞到膝關節後側，迫使膝關節彎曲的幅度增加，去彌補踝關節活動度不足的問題，這也就是所謂的「代償現象」。

　　一旦發現踝關節的活動度變差，則後續出現膝關節疼痛的風險就會大幅提升；反之，膝關節疼痛的病人，不只要檢查膝關節，也要確認踝關節的活動度是不是有問題。

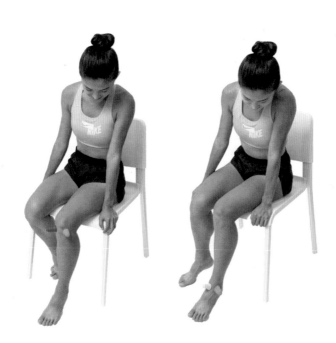

▲ 踝關節和膝關節容易互相影響，當其中一個疼痛、不舒服時，另一個很容易因為「代償作用」也感到疼痛，最好是要一起檢查、同時治療或訓練比較好。

▶ 腳扭傷，竟然會影響手臂 !?

　　關節活動的角度通常是比較單一且有侷限性的，例如手肘的關節活動主要是彎曲或伸直，加上手臂的內轉或外轉，但是筋膜的力量傳遞卻是 3D 的，力量的方向取決於所有作用於筋膜上的力線的總和，**因此力量經過筋膜傳遞的另一個好處，就是為了更細緻的控制肢體動作的角度。**

　　這種精緻細微的控制，絕對不是靠肌肉跟關節就可以達成的，這也是球員為什麼可以打出一些不可思議的精彩好球的原因，那些擊球的手感跟球的軌跡，都不是可以單純用肌肉關節的生物力學去分析的；而且這些擊球動作模式的記憶，通常也都存留在筋膜裡面，因此所謂某某球員的拿手好球，其實都是有健康的筋膜力量傳遞，也是有良好的筋膜動作記憶，才能夠反覆完美的重現。

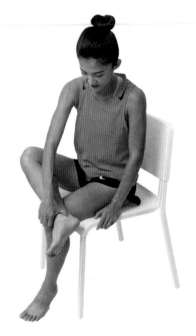

◀腳踝的帶狀深層筋膜控制非常多肌腱和神經，癒合時很容易產生組織沾黏，因此也非常容易舊傷未癒、又添新傷，總是反反覆覆無法完全痊癒。

同理，如果筋膜出問題，不管是局部或者遠處，都會因為筋膜的整體張力被破壞了，導致筋膜記憶出錯，出現所謂的動作失憶症，最有名的症狀，就是發生在棒球投手身上的「投球失憶症」：原本能投出的拿手球種、能精準投入的位置，突然間就像失憶似的，忘記該怎麼投。

完好的人體筋膜網絡就像是正常的網球拍，而筋膜出問題就像是拍面斷掉一條線，雖然還是可以擊球，但是整個球拍的張力已經變了，不只打不遠，也打不準了。

許多運動選手在嚴重的運動傷害後，會出現「動作失憶症」的問題，有的復原良好，但有的卻再也找不回手感。像是當初的台灣之光王建民投手，在扭傷腳踝之後，即使受傷的位置好像跟投球的手臂沒什麼關係，扭傷也都經過妥善的治療，腳踝也已經不痛了，卻再也找不回當年投球的威力。這說明了筋膜在人體構成的這一整副張力整體系統網，可以完美地協調演出並且記憶，但是任何小瑕疵都有可能會放大影響整個結構。

▶ 肌肉在筋膜下收放自如的關鍵

深層筋膜的質地是非常緻密堅韌的，並且直接包覆在肌肉表面，或者穿插入肌肉之間，將肌肉分裝成肌束，人體在這麼緊緻且堅韌筋膜的包裹之下，就像是穿很緊的防寒衣一樣，通常越是緊緻合身的防寒衣，越難穿上身，因為皮膚有摩擦力，防寒衣又緊壓在皮膚上，通常腳踝穿過去了之後，就很難拉上去小腿，甚至是大腿，肢體都很難在很緊的防寒衣裡面滑動了，但是，肌肉卻可以在筋膜「防寒衣」裡面順暢的移動，這到底是如何辦到的呢？

答案就是「玻尿酸」。沒錯！就是因為有玻尿酸。玻尿酸不只可以抹在臉上，打在關節裡，也可以在深層筋膜的層與層之間作為「潤滑劑」，降

低筋膜與肌肉之間互相滑動時產生的摩擦力，肌肉即使在筋膜的包覆擠壓之下，也可以收放自如。

而深層筋膜之間的玻尿酸，是由筋膜層裡面的一個稱為「筋膜細胞」(fasciacytes) 所生產出來的，而這些玻尿酸如果質地發生改變，就有可能會導致發炎或者疼痛，這種現象稱為「緻密化」。導致玻尿酸變質的原因有很多，例如短時間內激烈運動、排出過多乳酸，或者長期過度使用等等，在下一個章節會詳細解釋。

總結來說，深層筋膜本身是強韌緻密的結締組織構造，負責力量的傳遞和關節的本體感覺，藉此控制並協調身體的動作，不僅提升動作的流暢度、節約能量的耗損，並且大大提升人體的運動能力。

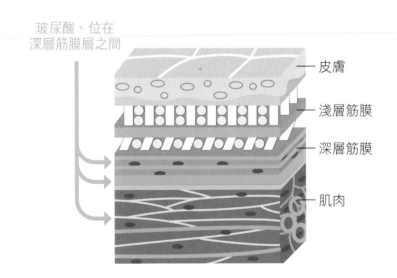

玻尿酸、位在
深層筋膜層之間

—— 皮膚

—— 淺層筋膜

—— 深層筋膜

—— 肌肉

▲「玻尿酸」竟然是讓你感到「痠痛、卡卡、緊繃」的關鍵原因之一，
　有時候罪魁禍首並非「筋膜緊繃」，而是筋膜「滑不動」喔！

03 ▶ 變成「帶狀」的深層筋膜，疼痛都和它有關

▶ 筋膜不只有線狀，帶狀筋膜影響更大！

　　支持帶（ratinaculum）是深層筋膜特化的組織，其作用在於傳遞力量跟掌控本體感覺，比較為人熟知的支持帶位於手腕跟腳踝，因為手腕跟腳踝位於身體的遠端，有許多肌腱從手臂或小腿走過來，經過手腕腳踝關節之後，再連接到手指和腳趾。因此如何固定這些肌腱？又要讓肌腱在經過關節轉折處還可以輕易的滑動？就是一個很傷腦筋的問題了。

　　為了解決這個難題，深層筋膜特化成一層帶狀的組織，可以想像成像是護腕的樣子，把這些肌腱都包在裡面束起來，而這層支持帶雖然看起來是薄薄的組織，卻非常堅韌，在手腕跟腳踝關節彎曲的地方，都要靠這層筋膜約束住經過的多條肌腱，而且當手腕或者腳踝彎曲的時候，肌腱的力量還要靠支持帶作為支點，讓力量傳遞的方向轉向。腕踝處的支持帶除了要很強韌、不會被撐裂繃開之外，跟肌腱之間的摩擦力還要很低，這樣肌腱才能輕鬆地在支持帶下滑動。

除此之外，支持帶的神經分佈是非常密集的，有很多的感覺接受器，對於本體感覺非常敏銳，這樣才能控制好這麼多肌腱，完美的協調這些肌腱的活動，才能產生手指精細的動作跟腳踝靈敏的反應。一旦支持帶受傷，本體感覺輸入受到影響，就會讓關節的動作控制變差，這就是很多人手腕或者腳踝扭傷一直好不了的因素之一。

　　如果只是單純的腳踝韌帶受傷，那麼只要腳踝韌帶愈合之後，應該就會恢復正常，不過很多人即使腳踝韌帶愈合之後，後續還是很容易扭傷，有一部分就是因為在韌帶損傷愈合的過程中，新生的纖維不小心長進嵌入了支持帶中間，使得支持帶跟下方的組織產生沾黏，影響支持帶的本體感覺輸入的精準性，導致腳踝不斷再次扭傷。

　　有研究發現如果在腳踝扭傷之後，針對支持帶進行解沾黏的按摩手法，那麼腳踝疼痛的症狀就可以比較快減輕，腳踝的功能也比較快恢復正常，這就說明了深層筋膜－支持帶的重要性，即使是急性地扭傷疼痛，也需要注意筋膜是否有沾黏，滑動是否正常，在治療韌帶的同時，也必須同時治療支持帶，除了可以用手法解除沾黏之外，在超音波影像的導引之下，也可以針對支持帶的滑動層，用生理食鹽水或者 5% 的葡萄糖液做解沾黏的注射。

▶ 下背痛好不了，治療筋膜是關鍵！

　　人體除了手腕與腳踝的支持帶之外，胸腰筋膜也可以被視為是一種特化的支持帶組織，為什麼呢？因為胸腰筋膜有臀大肌、闊筋膜張肌和腹肌的筋膜纖維融合在裡面，這些肌肉收縮的力量都會對胸腰筋膜產生拉扯，將感覺輸入到胸腰筋膜內，而筋膜會根據拉扯張力的來源方向，去調控軀幹跟臀部的動作，等於是負擔了一部份軀幹本體感覺的接收。

此外，胸腰筋膜的下方也有很多肌肉通過，例如豎脊肌、腰方肌和腰大肌……等，胸腰筋膜約束了這些肌肉的力量傳遞，由此可見，胸腰筋膜具備了跟腕踝關節支持帶一樣的功能，所以將胸腰筋膜視為一種特化的支持帶是非常合理的。不過，胸腰筋膜的面積遠比腕踝支持帶要大很多，可以算是身體最大片的支持帶了。

　　腳踝支持帶損傷會導致腳踝疼痛易反覆扭傷，那麼，胸腰筋膜受傷跟下背痛有關係嗎？有的！

　　研究顯示，胸腰筋膜比背部肌肉（例如：豎脊肌）對疼痛更加敏感，下背痛患者的本體感覺，和一般人比起來顯著地變差，尤其是軀幹「旋轉」的本體感覺變差最多，胸腰筋膜有很多斜向的纖維，並且嵌入肌肉。例如臀中肌跟闊背肌，再加上腹斜肌本來就是控制身體旋轉，因此胸腰筋膜跟下背疼痛顯然有很密切的關係。

　　在臨床上，我們可以發現很多對於治療下背痛有顯著效益的運動訓練方式，或多或少都會有提升本體感覺的筋膜訓練技巧在裡面，例如：皮拉提斯、亞歷山大技巧、太極等等，這些訓練都特別注重關節穩定的控制力、動作的流暢度以及身體的自我感知，諸如此類，不強調肌肉最大力量或動作速度的訓練，對於下背痛的改善效果就會非常突出。

　　肌肉痛只是下背痛原因的一部份，其他很大一部份問題是來自於筋膜，因此針對筋膜的治療跟訓練，才能真正改善疼痛。

第 3 章

肌筋膜疼痛
診斷書

缺乏運動、老化、受傷、勞損……，
了解造成疼痛的真正原因，
才能確實解痛

筋膜疼痛不是「緊繃」，而是「卡住」了！

B 先生長期以來有肩頸背部痠痛的問題，尤其是工作需要久坐並使用電腦，常常一整天工作下來，不只是肩頸痠痛，連背部也很僵硬，甚至會頭痛。

B 先生沒有什麼規律的運動習慣，每次覺得緊繃就去按摩放鬆，按摩的師傅常常說他肩頸兩邊的肌肉壓起來硬邦邦的，就像石頭一樣。這個硬塊他們叫做氣結或者纖維化，一定要用力推開才會比較舒服。

B 先生最近疼痛的頻率越來越高，疼痛的程度也越來越厲害，他上網搜尋關於肩頸痠痛跟筋膜纖維化的相關資料，愈看愈緊張，趕緊到門診掛號、想要檢查看看筋膜是不是真的纖維化了？

▶ 筋膜變厚，就是疼痛的開始！

近年來市面上談論筋膜的書籍越來越多，大家對筋膜已經漸漸地比較有概念，知道筋膜是身體很重要的組織。不過，一般人對於筋膜的病理狀態的了解卻沒有那麼多，到底不好的筋膜是什麼意思？生病的筋膜會產生什麼症狀？

一般最常見用來形容不好的筋膜的說法，就是「纖維化」，只要摸到筋膜硬硬的，甚至糾結成一坨，就會說這是「纖維化」的筋膜。不過，筋膜的問題難道就只有纖維化嗎？緊繃疼痛的筋膜，就等於「纖維化的筋膜」嗎？

研究顯示下背痛的病人，有很大的比例都有胸腰筋膜層增厚的情況，以往大家直覺想說：既然筋膜增厚了，那就是筋膜本身增生導致厚度增加了啊！

但是後來有科學家更仔細地分析所謂「增厚」的筋膜層，結果發現「筋膜增厚」其實有兩種情況。一種是筋膜本身的厚度增加，這就是一般大家所說的纖維化（fibrosis）；另一種情況則是，筋膜本身的厚度並沒有增加，而是「筋膜的層跟層之間的間隙」變大！而這間隙為什麼會變大呢？就是因為填充著更多變質的、黏稠的大分子玻尿酸，而把間隙撐開、撐大了。學者們把這種情形命名為「緻密化」（densification），從此之後，筋膜的問題就不是只有「纖維化」一種而已，還有可能是「緻密化」的問題。

▶ 筋膜「滑不動」，也是造成痛症的原因

在正常的情況之下，填充在筋膜層之間的玻尿酸應該是富含水分的小分子玻尿酸，才能發揮其潤滑的效果，讓筋膜層與層之間能夠好好的相互滑動。但是，產生「緻密化」現象的筋膜裡所含的玻尿酸，是變質的玻尿酸，是由許多小分子聚合在一起形成的大分子玻尿酸，其黏滯性變得很高，本來應該像乳液一樣的玻尿酸，變成像是口香糖的質地塞在筋膜層之間，當然會產生

各種問題。

　　緻密化產生的問題不僅僅是筋膜層增厚而已，它會讓兩層筋膜黏在一起，無法順暢的滑動，而這也是過往比較少被談論的筋膜問題。打個譬喻來說，車子都需要加機油去潤滑機械構造，一開始加進去的機油是滑滑的清澈液體，但用了一段時間之後，機油就會變成黑黑的、黏稠的膠狀物質，當機油變成這種狀態的時候，車子裡的機械輪軸的運轉就比較容易出問題，身體的筋膜就像是這樣，當筋膜層裡面的玻尿酸變成像是濃稠黑機油的時候，筋膜的滑動就會很卡、很不順暢。

　　前面提到的案例 B 先生就是一個例子，不要以為筋膜很緊繃、摸起來像硬塊，就一定是纖維化，也有可能是緻密化喔！纖維化會讓筋膜變硬變厚，變得很緊繃，而緻密化則會讓筋膜變得無法正常滑動，有一種活動很不順暢、黏住且僵硬沈重的感覺，而且一味用力的按摩，並無法改善筋膜緻密化的問題。

　　什麼樣的狀況會讓筋膜發生「纖維化」和「緻密化」呢？形成這兩個狀況的原因不同，接下來就詳細說明，為什麼筋膜會「變厚」，為什麼筋膜會反覆長期緊繃與疼痛。

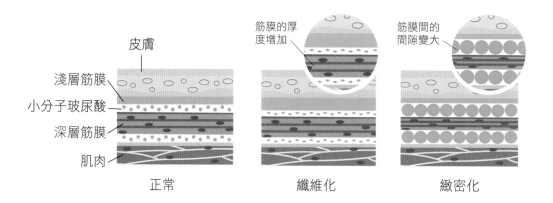

皮膚
淺層筋膜
小分子玻尿酸
深層筋膜
肌肉

筋膜的厚度增加

筋膜間的間隙變大

正常　　　　　纖維化　　　　　緻密化

02 老化、缺乏運動和受傷，讓筋膜「纖維化」

▶「變老」的筋膜纖維，可以靠運動恢復

筋膜纖維化最常見的原因有三個：

（1）老化。

（2）固定不動或者缺乏活動。

（3）受傷。

首先從「老化」開始談起。年輕的筋膜裡面的纖維走向是很規律的，而這樣規律的纖維走向，就像是包水果的保麗龍網套一樣，一條一條規律地交織所組成的網格狀排列，比較能夠抵抗外力的擠壓拉扯。

然而，隨著年紀增長，纖維排列漸漸變得混亂，一層一層胡亂堆疊，出現筋膜纖維化的現象。老化的、纖維化的筋膜抵抗外力的能力就會大大降低，不過大家別太難過，雖然年紀增長無可避免，但好消息是因老化所導致的纖維排列亂象是可以逆轉的！只要適度的活動，給予筋膜適當的拉扯張

力，纖維會慢慢地排列整齊。

▶「變厚」的筋膜會黏在一起，增加活動量可以改善

「固定不動或者缺乏活動」，也是導致筋膜纖維化的主因。研究發現，固定不動（例如辦公族，一坐就是同樣姿勢維持數小時）會導致膠原蛋白纖維大量沈澱在肌肉的筋膜上，使得相鄰的肌纖維間的結締組織顯著增加，大量不規則排列的膠原纖維組織沈澱下來，甚至垂直排列在膜與膜之間，讓筋膜層與層之間黏住變得很難分開，這就是固定不動或者缺乏活動所產生的變化。

這種纖維化的現象會阻礙肌肉的正常收縮，如果只是短暫缺乏活動的話，那麼只要增加活動量即可，但如果是非常長時間的固定不動，有時候即使再開始恢復活動之後，纖維化的情況都不一定可以完全逆轉。

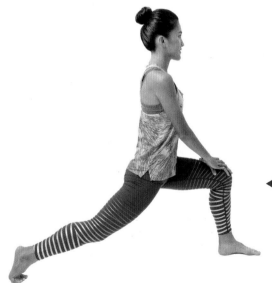

◀ 久坐的上班族可以透過增加活動量、抬腿伸展等方式，減少筋膜纖維化的發生。

因此「不動」比「少動」更容易產生筋膜疼痛的問題，當然要解決最好的方式，就是增加活動量，而增加活動量，並不一定要出去劇烈運動，即使是上班的時候每隔一小時就起來裝水、上廁所，或是抬腿伸展一下是有幫助的。

▶ 受傷之後沒好好休息，傷口不會真的復原

最後一個會讓筋膜纖維化的原因是「外傷」。當筋膜受到破壞，在癒合之後也容易出現纖維化的現象。

當筋膜受傷之後，纖維母細胞會集中到傷口處，產生出很多新生的膠原纖維堆積在傷口周圍，就像是架橋一樣；新生的纖維從傷口的兩端向中間堆積，慢慢的讓斷裂的兩端連接在一起。

為了快速的把兩端連接在一起，纖維母細胞可能會過度分泌出很多的新生纖維，最後這些新生過多的纖維累積下來，就是所謂的纖維化了。

那麼要如何降低這種受傷後的纖維化現象呢？在剛受傷的時候，是纖維母細胞活動最旺盛的時期，這個時期必須儘量減少傷口處的活動，因為活動而愈去拉扯傷口，纖維母細胞就愈會被刺激，就容易過度合成纖維組織。

剛受傷的時候儘量不要過度活動導致傷口拉扯撕裂，等到傷口已經被新生的纖維組織補起來、傷口的兩端連接了以後，才能開始慢慢地增加活動量，增加對局部結締組織的刺激，讓新生的纖維慢慢有規則的排列整齊，這樣才能形成有韌性的筋膜組織。

▶ 避免筋膜緊繃、變厚，沒事就要多動

從三種造成筋膜纖維化的原因來下結論，如果要預防筋膜纖維化，可以

分成兩個部分來看。

　　如果是要對抗「固定不動／缺乏活動」或「老化」所導致的纖維化，方法非常簡單，就是增加活動、多伸展按摩、增加運動。如果是要針對受傷後所造成的纖維化，那麼受傷後的急性早期要先休息，最多只能在不痛的範圍內，做輕鬆的自主關節活動（不要心急），等到新生纖維把傷口處連結好了之後，再開始逐步開始增加活動量。

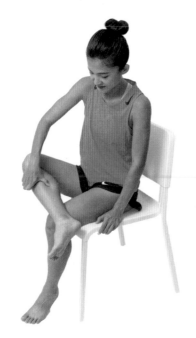

◀ 增加活動、多伸展按摩、增加運動可對抗「固定不動／缺乏活動」或「老化」所導致的纖維化。

　　總而言之，對抗纖維化的兩大原則很簡單，就是記得「沒事多運動」，還有「受傷後好好休息復健」，等好了之後才能開始正常運動。

03 「劇烈運動」和「重複動作」，使筋膜卡卡的「緻密化」

筋膜裡面有一些部份是屬於疏鬆的結締組織，這部分是身體儲存水以及其他代謝物質的位置，肌肉因運動產生的代謝廢物也會聚集在這個地方，如果這裡累積太多代謝廢物或者缺乏水分，那麼這些疏鬆結締組織的質地就會發生變化，變得較乾燥、黏滯，進而影響筋膜的滑動性，這就是筋膜「緻密化」。

筋膜緻密化最主要的原因就是「過度使用」，而更進一步去分析過度使用的可能因素，則包括「短時間內急性」的過度使用，與「長時間累積慢性」的過度使用。

▶ 劇烈運動後，小心乳酸堆積的痠痛感

所謂「急性的過度使用」簡單來說就是劇烈運動，相信每個人都有劇烈運動後，全身肌肉痠痛僵硬的經驗，就是一般俗稱的「鐵腿」或者「鐵手臂」，原因是來自於劇烈運動會導致乳酸快速堆積，導致肌肉筋膜環境酸化

的時候，玻尿酸就會變質。

研究發現當肌肉的 PH 值變低達到 6.6 時（正常 PH 值為 7.4），筋膜層間的玻尿酸的黏滯性就會大幅上升，變得黏黏稠稠，這會讓肌肉與筋膜之間的滑動性降低。

這類型急性運動後酸化導致的緻密化現象，屬於可逆的狀態，只要好好休息，或者做一些緩和的活動來加速循環促進恢復，等到那些代謝廢物都排除了之後，本來覺得痠痛僵硬沈重的四肢，就會瞬間復活過來了。

例如沒有經過訓練的跑者，在跑完一場馬拉松之後因為乳酸堆積，肯定是嚴重鐵腿，但這種感覺並不是筋膜受傷，只要好好休息乳酸排除後就會自然緩解。

▶「重複動作」會導致肌筋膜疼痛症候群

另外一種筋膜緻密化的原因是「慢性的過度使用」，也就是長期重複相同的動作，持續使用同一個肌筋膜群。

這其實是現代人的致命傷，因為機械化的關係，分工越來越細，工廠裡的作業員就是一直不斷重複相同的動作，又或者電腦工作者，都是長期保持坐姿，而且只需要到雙手來敲打鍵盤和使用滑鼠；又例如餐廳的廚師，一整天工作下來，就是需要重複同樣煮菜和切菜的動作，類似這樣的工作形態，都非常容易反覆過度地使用特定的肌筋膜，導致這些肌肉筋膜出現慢性疲勞的狀態。

這和劇烈運動後發生的急性過度使用一樣，慢性過度重複使用特定的肌筋膜，會在局部累積許多代謝廢物，導致玻尿酸變質且滑動變差，而滑動變差的局部肌肉筋膜，就會因為更難活動、所以更少被使用，使得局部組織的血液循環越來越差，惡性循環的結果就是肌肉和筋膜一起變得硬邦邦，這就

是導致「肌筋膜疼痛症候群」的原因之一。

▶ 改善疼痛，從增加活動量開始

　　對抗這種慢性筋膜緻密化的方式，就是避免肌筋膜被「過度使用」，不過這個說起來容易，做起來其實很難。只要是跟工作形態相關的問題，就很難改變，很多人會說「又不能換工作，難道這個病要跟我直到退休嗎？」不能改變的，就不要再鑽牛角尖了，只能加倍努力做一些工作狀態的改善。

　　從最簡單的改變開始，可以嘗試在工作時提醒自己，保持比較好的工作姿勢，努力在工作中擠出一點空檔時間，做些伸展或者活動，接著再嘗試每天撥出半個小時的時間來自我按摩或伸展舒緩筋膜，可以的話，最好是每週撥出兩至三天進行喜歡的運動，而且如果是不同種類的運動那就更好了。

　　以上這些改變和嘗試，都能夠將瀕臨崩潰的筋膜從疼痛不止的狀態中拯救回來，但是如果置之不理，讓本來只是局部的肌筋膜疼痛症，變成全身廣泛的疼痛，那麼長期承受這種全身性疼痛的心理壓力，又會導致疼痛的程度和範圍持續擴大，久而久之就會走到無法挽救的地步了。

04 疤痕、壓力、天氣——意外的筋膜疼痛原因

一般人聽到肌筋膜疼痛症候群，大多會和運動傷害或重複動作聯想在一起。不過，除了上述導致筋膜纖維化與緻密化的原因之外，其實還有三個常被忽略的筋膜疼痛因素，也非常需要大家的注意。

▶（1）手術開刀後的傷口沾黏

大部份的人聽到「沾黏」，大多都會想到的原因是手術。

在手術之後，開刀的傷口處因為筋膜被切開，然後再癒合，多少會產生沾黏的現象，有的沾黏很明顯，很深或很硬，有的則很輕微很淺，例如關節鏡手術後的沾黏，雖然傷口很小，但疤痕卻是很硬很深的；而且關節鏡手術之後，常會伴隨出現關節活動角度變差的現象，因此這類型的疤痕組織跟「關節活動度不良」就很容易連結在一起。

為了增加關節活動度，我們會針對疤痕去按摩或者伸展，因為疤痕顯而易見，而且跟關節沾黏活動度減小的因果關係非常明顯，所以這類型的疤痕

是不太可能被忽略。

然而，沾黏的疤痕組織如果沒有影響到關節活動度，那麼就非常容易被忽略，但是這類的疤痕組織對身體的不良影響，也可以是非常巨大的。

舉例來說，曾經有一個下背痛很久的病人，做過了各種檢查，也嘗試了各種療法，每次放鬆下背肌筋膜，症狀就會改善一點，但就是沒辦法根治。後來仔細一問才發現，原來病人曾經接受過內臟的手術，有一個很大的手術疤痕在腹部。

這個手術的大疤痕限制了腹部筋膜的滑動，而腹部的筋膜透過「胸腰筋膜」，跟下背部的筋膜互相連接，因此這個腹部的疤痕就間接影響到下背筋膜的活動性，慢慢的讓這個病人產生下背痛的問題。在找到這個問題的根源之後，針對這個病人腹部的疤痕進行治療，病人的下背痛就漸漸痊癒了。

臨床上，這種案例其實不少，因此，當處理長期莫名的疼痛問題時，我們不能忽略身上的疤痕，即使疤痕並不在疼痛的位置或痛點的附近，也有可能是造成疼痛的元兇。這同時也可以說明有時候沿著單一條筋膜線去尋找治療，並不能徹底解決疼痛的根源。

● 疤痕的沾粘愈久，就愈難找到真正的痛點！

為什麼疤痕沾黏會產生這麼多問題？在前面的文章中，已經解釋過筋膜的「纖維化」和「緻密化」這兩種問題，這兩者都會導致筋膜變厚，讓筋膜彈性不佳或者滑動不順，如此而已，但「沾黏」造成的問題就不是這麼簡單了！

「筋膜沾黏」指的是筋膜層之間真的黏在一起、動彈不得的狀態，通常會發生沾黏，一定是因為筋膜曾經有遭受過創傷，最常見的情況就是嚴重外傷或者手術後。

筋膜經過嚴重的撞擊外傷，產生大面積的破損撕裂，或者在手術過程中被手術刀切破、切斷，這些情況通常會同時造成淺層和深層筋膜的嚴重損壞，筋膜被破壞的越嚴重，癒合就愈困難，也愈容易發生各種問題；例如破損的不同筋膜層沒有好好的對齊，導致不同層的筋膜有很大的可能性會亂黏在一起。

這種不同筋膜層之間的沾黏，遠遠比之前提到的纖維化或者緻密化嚴重很多很多！除了導致筋膜黏住的地方動彈不得，**影響滑動性跟活動度之外，甚至會讓不同筋膜層的拉力透過沾黏的疤痕組織胡亂傳遞。**

「淺層筋膜」主要負責感覺的接收，而「深層筋膜」是負責本體感覺與力量的傳遞，一旦沾黏生成，淺層和深層筋膜被胡亂的黏在一起，就會導致訊息傳遞錯誤。這樣一來當深層的肌肉收縮時，會帶動深層筋膜移動，而這個力量，隨著沾黏的疤痕誤傳到淺層筋膜去，結果導致淺層筋膜的感覺接收器一直接收到錯誤的訊息，出現感覺的錯亂以致於肌肉只是正常收縮，卻感覺到緊繃或疼痛。

同理本來只影響淺層筋膜表層的觸摸或者牽拉，甚至冷熱等感受，也會隨著沾黏的疤痕，誤傳入深層筋膜，導致身體的動作不協調或控制變差。

這種因為疤痕沾黏住淺層與深層筋膜所產生的混亂，時間一久就會累積出很難治療的疼痛，疼痛的位置也會莫名其妙的移轉到各處，因此如果要很全面的評估一個慢性複雜性疼痛患者的時候，就要問得非常清楚，一點蛛絲馬跡都不能漏掉，例如：過去的開刀史、外傷史，以及是否有曾經嚴重發炎的部位，還有身體上的舊疤痕等等，都要問得很清楚，仔細檢查身體上是否有什麼地方的筋膜沾黏住了，才導致這些莫名長期的疼痛。

▶（2）壓力導致的身體緊繃

● 工作、人際和意外等等的壓力

試著回想一下，在人生中某些壓力很大的時刻，例如大考前夕、工作進度趕不出來、跟情人吵架或親人生病等等，這些時刻除了心理上感受到極大的壓力之外，是不是也覺得身體莫名跟著緊繃起來？

這些跟劇烈運動，姿勢不良或者是過度使用都沒有關聯啊！但全身的肌筋膜不管怎麼按怎麼拉，只要心理還處在壓力之下，都會立刻再度緊繃起來，怎麼治療都沒有用，但一旦造成壓力的警報解除了，例如考試結束、工作交差或者跟情人和好了等等，通常就會「瞬間」感覺身體整個輕鬆起來，甚至那個一直很緊繃疼痛、僵硬如石的肩頸，是不是也就立刻鬆開不痛了呢？

沒錯，這就是典型的「心理壓力」對身體肌筋膜的影響，這並不是意識可以控制的。如果說筋膜都是因為結構上出現變化（纖維化或緻密化）才緊繃，那麼理論上筋膜也需要很長的時間才能夠放鬆，怎麼可能壓力解除的那一秒就立刻變好、變鬆呢？這也說明了心理壓力太大的確會影響身體，而且有這樣問題的人常常會不自覺，可能以為是工作太累或者運動過度，才導致肌筋膜發炎，而沒有意識到，其實是因為心理承受了過大的壓力。

這樣的人就算改善工作姿勢，減少過度使用，加強放鬆或拉筋，也無法真正緩解疼痛，除非壓力解除了，否則筋膜疼痛的狀態根本不可能解決！找出肌筋膜疼痛真正的病因是非常重要的，這種心理壓力導致的肌筋膜疼痛，根本的治療方法就只有一個，那就是「消除心理壓力」。

● 突然發生的危急情況：「心裡的傷，身體會記得」

除了生活或者工作的「壓力」會影響肌筋膜之外，另外一個心理狀態影響筋膜的例子，是「面對危險的情況」。

例如有一隻獅子在你面前，或者是看到一台車子全速開過來等等，這些危急的時刻，全身的肌筋膜會立即緊繃起來，這是為了避免被攻擊或者生命危險，身體自動快速作出的預先準備──「先把肌筋膜繃緊，可以加快逃跑的速度」，在這種情況下其實是一種保護機制，是一種生存必備的反射動作，所以並非所有心理因素對肌筋膜的影響都是不好的，像這類反射性預先繃緊筋膜的反應，就是心理狀態對筋膜的正面影響。

不過，最麻煩的問題是，如果常常面對這種危急驚險的情況，身體不斷使用這類恐懼逃跑的反應，那麼身體對於危險的忍耐幅度就會逐漸降低，只要看起來很像可能有點危險的情況，就會被放大，在身體引起過度的緊張驚嚇的反應，就像是一朝被蛇咬，十年怕草繩。

如果肌筋膜不斷地被激起這類的逃跑反射，一直不斷地緊繃，到最後就會轉變成慢性的肌筋膜疼痛症狀。如果你有慢性的疼痛，同時，你也隱約覺得有些埋藏在心裡的痛苦經驗、悲傷、擔心或者恐懼，你不知道是不是這些陰影，在腦海裡偷偷地放大了不良的刺激反應，才導致你時時刻刻處於疼痛的狀態之中，如果是這樣，就必須要處理這些陰影，降低對這種刺激的敏感性，才有可能真正從疼痛中解放出來。

● **身體曾經受傷的創傷記憶：「身體的傷，心裡會記得」**

此外，還有一種心理影響筋膜的可能性，當身體遭受到一個嚴重的創傷之後，心理會不自覺的避免使用受傷的部位。

例如右側乳癌開刀切除之後，很多人會不自覺的減少右手的使用，不只是避免用右手拿重物，甚至連走路的時候，右手擺動的幅度都會自然減少，有點像是刻意把右手藏起來不要見人的樣子，又譬如說，右膝手術換關節或者十字韌帶重建之後，即使是已經完全癒合恢復，還是會不自覺的避免右腳

的負重，自然而然的把力量轉移到左腳，因此右腳嚴重受傷後的人，在走路的時候，左腳觸地支援的時間會增加，導致右腳邁出的步伐會比較大，左腳的步伐會比較小。

在受傷後剛痊癒的這段時間裡，即使損傷所造成的問題已經解決，即使功能上也都已經恢復正常，但潛意識裡還是會雞婆的特別想要保護受傷的肢體，減少使用受傷部位的機會。久而久之，受傷部位的筋膜會因為使用量降低，慢慢地又縮短變緊，這就是身體嚴重受傷後，對心理造成創傷，進而對筋膜產生影響，造成後續身體疼痛等問題的演變過程。

● 最難治療的筋膜疼痛，是內在因素引起的

以往我們總是喜歡討論外在因素導致的筋膜問題，例如運動傷害導致筋膜受傷，固定不動或姿勢不良導致筋膜僵硬，過度使用導致筋膜發炎等等，其實這些都是相對容易解決的，最難的其實是內在（心理）因素導致的筋膜問題。

主要是內在因素本來就比較難排除，再者是這樣的病人往往自己都沒有病識感，都不覺得自己有心理因素上的問題，加上這樣的病人大多有很強的防備心，不然就是非常焦慮；有時候即使提醒病人有這樣的可能性，也常常被病人否認。

這樣的病人會一直反覆在各醫院出現，看過各種科別，遍訪名醫也無法治癒。很多這樣的病人逛過一圈醫院之後，最終，還是不得不回過頭來面對自己的心魔，畢竟解鈴還須繫鈴人，心病還需要心藥醫，在心理問題上尋求正確協助治療，才能真正治癒身體的疼痛。

腰痛、髖卡卡、小腿緊繃？
可能是你壓力太大了！

心理狀態的壓力、恐懼、焦慮或者憂鬱，可以明顯的影響到筋膜的鬆緊程度，影響的速度非常快，影響的範圍通常很大，一般來說，不會只影響到單一肌筋膜。

此外，焦慮或者情緒壓力常常會影響到呼吸的狀態，呼吸會變得又淺又快，身體會變得比較酸，肌纖維母細胞就更傾向於收縮的狀態，而肌纖維母細胞在身體的「片狀筋膜」中最多，例如腰椎筋膜、闊筋膜、小腿筋膜與足底筋膜……等，因此，心理壓力與腰部／髖部／小腿‧足底的筋膜疼痛緊繃有相當的關聯性，如果你時常感覺這些部位莫名疼痛，可以思考看看，是不是有什麼心理壓力呢？

▶（3）天氣一變，就會全身痠痛！

許多人的身體就像氣象台一樣會預報天氣，只要氣候將要有比較劇烈的變化，通常是變冷或者變濕，身體就會覺得很不對勁，莫名的痠痛；又或者是，有些人本來住在比較潮濕的地方，覺得身體很不舒服，但搬到比較乾燥的地方之後，痠痛就不藥而癒了，這些例子雖然聽起來都很不可思議，但這可能是跟筋膜有關係的喔！

筋膜裡面有很多感覺接收器，尤其是淺層筋膜，所以，筋膜對於溫度或者壓力非常敏感，天氣一旦將要產生變化，在大腦還沒意識到之前，筋膜就已經接收到空氣裡的訊息，反應在身體就出現莫名的痠痛或者一些奇怪的症狀。

正常的筋膜本來就有可能會出現這種現象，如果是已經有問題的筋膜（例如：筋膜纖維化或緻密化）那就會更明顯，對於氣候變化的調適能力就會更差，更容易因為氣候變化而出現痠痛。

因此，氣候對於筋膜來說是一個潛在的影響因素，而且非常容易被忽略，如果你的身體已經明顯被氣候影響，那麼可以儘量想辦法讓自己處於氣候比較穩定的環境，例如住在比較潮濕的地方，就需要買一台除溼機，住在比較冷的地方，可能就需要暖氣，住在風很大的區域，可能就需要防風的衣服或者氣密窗。可以試改善居住條件，給筋膜創造比較穩定、合適的環境，說不定，有些陳年舊疾就會莫名的消失了喔！

不過，還是免不了要提一下「運動是良藥」。其實對身體來說，最省錢、效果最好的加熱、排溼的方式，就是「運動」，運動不但會讓身體從內而外的熱起來，也會流出汗水，排掉很多廢物跟濕氣，感受到身體即將成為氣象預報台的朋友們，建議大家不妨開始嘗試運動，讓身體由內而外、自然而然的加熱排濕吧！

第 4 章

肌筋膜的疼痛和
保健觀念大解密

關於筋膜的伸展、保養、強化和休息，
最重要的 7 個關鍵

01 好的筋膜，
不等於「鬆」的筋膜

　　A 小姐由於長期腰酸背痛，兩邊的髖關節也都非常緊繃，她聽說拉筋對身體有好處，因此就報名了拉筋伸展課程。

　　剛開始上課雖然覺得非常吃力，長期累積的疲勞，讓她的筋膜非常緊繃，非常難拉開，但是每次上完課都覺得很舒服，因此 A 小姐很努力的持續上課，過去全身到處緊繃疼痛的問題慢慢改善了，也不需要每週都去按摩舒壓解痛，A 小姐很開心、也非常有成就感，原本每週去上課一到兩次，後來幾乎每天都去，甚至一天上兩三堂課。隨著筋漸漸地越拉越開，也越拉越鬆。A 小姐覺得很開心，每個動作 A 小姐都要求自己做到極致，就這樣堅持練了好幾年，她認為這樣持續練下去，疼痛就會完全消失。

但奇怪的是，隨著身體柔軟度一次次的進步，關節活動度一次次的突破，她的肌肉卻沒有跟著越來越放鬆，反而卻越來越容易緊繃，身體某些關節也越來越容易感覺酸痛。A 小姐一直不解，明明練得好好的，關節越來越鬆、柔軟度越來越好，但是反而更痛，這些症狀究竟是怎麼回事？筋不是應該要拉得越鬆越好嗎？

雖然大部分身體疼痛的問題，都跟緊繃的筋膜有關係，但是有些人的疼痛，卻不是因為筋膜太緊繃，而是因為筋膜太鬆弛！而這樣的人如果拼命地把筋膜拉更開、拉更鬆，反而使得疼痛更加嚴重。

舉例來說，就像鬆掉的護膝一樣，穿起來根本無法保護膝關節；同理，鬆垮垮的筋膜也一樣無法保護身體，無法提供支撐身體的力量，因此，肌肉就需要更用力且更持續的收縮去幫助身體穩定，導致肌肉更容易疲勞，更容易發炎，最終還是會導致疼痛，這就是為什麼「筋已經拉得很鬆了，但疼痛卻又回過頭來找上你」的原因。

▶ 太鬆的筋膜，會讓肌肉更容易過勞

大家都忽略了筋膜有一個很重要的功能，那就是貫穿在身體的每一個角落，幫助將肌肉收縮的力量傳遞出去，可以讓肌肉的力量發揮最大的效益，讓肌肉可以用最少的力量去穩定最大的身體部位，這是節省力量一個非常聰明的設計。

但是，如果將筋膜拉得太鬆，那麼筋膜幫忙傳遞力量的效益就會減損，想像看看，用一條鬆鬆的彈簧去拉車，和用一條緊的彈簧去拉車子，哪一個會比較有效率呢？所以說，筋膜並不是越鬆越好，而是要有適當的剛性與彈性才是最理想的。

如果沒有好的筋膜，肌肉就必須更加費力，需要輸出更多的力量，才能穩住關節或產生動作，因此，對於「放鬆筋膜才對」、「筋膜越鬆越好」的誤解，希望大家更新為：「好的筋膜」絕對不等於「鬆的筋膜」，好的筋膜是「緊鬆適中，兼具剛性與彈性」的筋膜，太緊或太鬆的筋膜一樣都會導致疼痛。

▶ 不讓筋膜「鬆」過頭的五個關鍵

（1）盡量不要做「被動伸展」

很多教練求好心切會用力幫忙學生拉筋，又或者自己很著急著進步，就請好朋友幫忙壓、幫忙拉筋；別人幫忙伸展是屬於「被動伸展」，如果施力的人力量沒有掌握好，突然一個不小心用力過猛，就可能會聽到「啪！」一聲，筋被拉傷撕裂，門診時這樣的個案比比皆是，其中後大腿的肌肉和肌腱，是最常拉傷的部位之一，尤其是靠近坐骨附近，這個部位一旦拉傷之後就非常不容易療癒。

大家要注意，如果是一個沒有概念的人幫你做被動伸展，真的非常可怕、非常容易拉傷！因此，避免拉過頭的第一點其實很簡單，就是要避免讓別人幫你硬壓拉筋（避免被動伸展），因為自己拉筋伸展，要拉到過頭、壓到太鬆的機率，其實是很低的。

（2）不要勉強自己超過極限

自己拉或者別人幫忙拉筋時，有時會因為持續很久、拉得很深，最後結束時會無法自己移動、一整個回不來，需要用手或腳去推，或者需要別人幫忙把身體撐起來，才能改變姿勢的這種狀態，就表示肌筋膜已經被拉到超過可控制，超過可自主收縮的範圍，這種時候通常已經拉到了關節的韌帶導致關節韌帶鬆弛，造成關節的活動度超過正常範圍。

當肌筋膜被迫在短時間內延展超過極限，使得肌肉已無力收縮抵抗，接下來就會傷到維持關節穩定的韌帶，除了會直接造成關節韌帶鬆弛之外，也會導致關節發炎疼痛；拉筋伸展進步的速度很快，但是，身體不可能在這麼短的時間內，就發展出相應足夠的肌力去控制，因此如果只拉筋不訓練，最後關節韌帶就會越來越不穩定。

最好把拉筋的強度放慢一點、緩和一點，不要把肌肉和肌腱拉得太長，不要把關節韌帶拉得太鬆，不要拉超過正常的關節活動角度，要等肌肉力量慢慢跟上之後，才能更進一步提高拉筋的強度。

（3）高強度的拉筋之後，收縮一下被伸展過的肌肉

在拉筋伸展之後，肌肉筋膜處於拉長的狀態，尤其拉筋的強度越高，肌肉筋膜被拉得越長，當肌肉筋膜被拉超過某個限度之後，收縮的力量會下降，對於關節的保護力也會逐漸下降，這個時候如果突然一個外力或者不小心扭傷，關節就會產生嚴重的損傷！因此在高強度的拉筋伸展之後，記得要收縮一下肌肉，讓肌肉筋膜的長度回歸正中，**所謂正中的長度，也就是肌肉最容易收縮發力的長度**，這樣肌肉也才能夠隨時發力收縮來保護關節。

（4）拉筋伸展與肌力訓練必須並重

不要只把目標放在追求很大的關節活動度，在拉筋伸展的同時，也要注

意肌力的成長，務必要記得，越好的肌筋膜延展性越好的柔軟度，就必須搭配越強的肌力，否則人就會鬆鬆垮垮，歪七扭八，疼痛的問題只會越來越嚴重。

簡單來說，有好的肌力才能配得上好的柔軟度，如果想要有好的柔軟度又不容易受傷，那麼，就要同時好好鍛鍊肌力，兩者不可以偏廢喔！

（5）鍛鍊關節的穩定肌群，讓關節回正

每個關節都有一個正中的位置，也就是最不會造成肌肉耗能，也最不會磨損關節軟骨的位置，主動鍛鍊關節的穩定肌群，時常把關節拉回正位上是非常重要的。最容易被莫名拉得太鬆的關節，包含肩關節、腰椎關節與髖關節，建議有在進行高強度拉筋伸展的人，應該規律的訓練這些關節的穩定肌群，才能確保關節時時在正中的位置上。

若是筋膜失去彈性，沒辦法隨著肌肉收縮時縮短、肌肉放鬆時延長，抑或是沒辦法隨著身體的動作而改變形狀，這是筋膜最差的狀態；好的筋膜最重要的就是要能屈能伸，該緊的時候緊，該鬆的時候鬆，能夠輕易地伸展開來，也能輕易地回彈回來，有彈性的筋膜，才是最健康的筋膜。

近年來筋膜的議題已經廣受大眾的注意，不過也正因如此，有越來越多人不分青紅皂白地，看到緊的筋膜就一定要拉鬆，拼了命的把筋膜鬆到連一點張力，一點回彈的能力都沒有，後續反而導致了更多的疼痛，大家要記得伸展筋膜要適度，過與不及都會導致疼痛，**好的筋膜是很「彈」，而不是很「鬆」**！

保養筋膜的兩個重點：
按摩和補水

以往大家對於筋膜的概念，就是肌肉外緣或者肌肉裡面那層白白的組織，而這白白的組織主要是由膠原蛋白所構成，因此大家自然而然地就認定，當筋膜有問題時，就應該多補充膠原蛋白。

▶ 筋膜的成分，有 60% 是「水」

但事情並非如此簡單，筋膜不只是那些白白的組織而已，筋膜的構造既複雜又多樣化，筋膜的分類方法有很多種，可以根據緻密程度來分類，例如緻密的筋膜，就有肌腱和韌帶等等，而疏鬆的筋膜就像是內臟周圍的筋膜；也可以根據走向來分類，例如筋膜線，此外也可以根據筋膜的深淺層來分類。以大樓來做比喻的話，大樓一層一層的結構，就像人體是一層一層的筋膜，而白白的結締組織（膠原蛋白），就像是大樓的鋼筋水泥，其實占整棟大樓很小的一部份。也就是說，膠原蛋白所構成的結締組織，也只是占整個筋膜很系統小的一部份而已，占最大比例的，其實是大樓裡的「空間」，而以筋

膜來說，填滿這些空間的物質大部分是水。研究發現，如果把筋膜拿去脫水，結果重量竟然減少了 60%，只剩下 40% 的重量，這表示筋膜裡面，「水」才是最主要的成分！

▶ 除了補充水分，也要讓筋膜產生「玻尿酸」

那麼，水分是如何儲存在筋膜裡面的呢？筋膜裡面的水分並不是單獨存在的，筋膜裡面的水是被一種吸水力很強的「蛋白聚醣」所吸住，蛋白聚醣就像海綿一樣可以吸收很多水分，吸滿了水分的蛋白聚醣的質地，就像是膠水，而其中一種最有名「蛋白聚醣」，就是所謂的「玻尿酸」，這些黏黏又水水的物質填充散佈在筋膜層裡面，不僅僅是撐開了筋膜，也潤滑了筋膜，讓筋膜具有良好的滑動能力。

此外，研究也發現生病的筋膜經過治療之後，筋膜的電阻會降低，水分的含量會增加，這也暗示著筋膜裡的水分含量，其實是可以代表筋膜的健康程度，脫水的筋膜就是不健康的筋膜，吸滿水分的筋膜才是健康的筋膜，因此，幫筋膜補充足夠的水分就變得非常重要了，不過常見的問題就在於，即使你喝很多很多水，「水分」也有可能會直接排出體外，不一定可以被筋膜吸收，而筋膜能不能留住水份的關鍵，在於筋膜內是否有正常足量的玻尿酸，因為吸水性很強的玻尿酸才能夠把水吸住留在筋膜裡面，才能維持筋膜的健康跟正常運作。

由此可知，健康的筋膜絕不只有這些白色的結締組織，當然也絕對不是一直補充膠原蛋白就可以，筋膜裡要有「吸飽水份的蛋白聚糖」，才是最健康的！

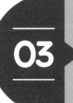

03 拉筋後柔軟度變好，是筋膜被拉長了嗎？

請大家現在站起來的做一個軀幹前彎的柔軟度測試：

站姿，雙腳與肩同寬，做一個彎腰的動作，手指往地板延伸，看看手指與地板的距離能有多近。然後站弓箭步，雙手扶牆，後腳膝蓋打直，伸展小腿與大腿後側的肌肉筋膜，兩腳各做一分鐘，接著再做一次測試看看，軀幹前彎的柔軟度是不是增加了呢？

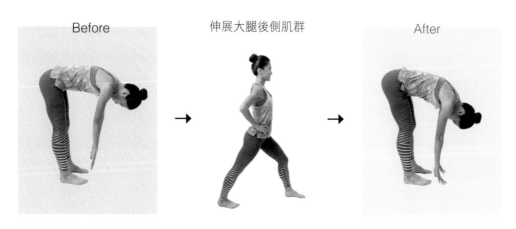

Before　　　伸展大腿後側肌群　　　After

▲ 做了放鬆大腿後側肌群的伸展後，前彎角度明顯增加了！

一般來說，只要不是因為脊椎關節有問題而卡住的話，通常在伸展肌肉筋膜之後，都可以發現柔軟度有明顯的進步，而且並不需要伸展很長的時間，就可以看到效果。

有些人會問：筋膜只需要短時間的伸展，長度就會立刻增加了嗎？其實並不是這樣的，筋膜不可能在這麼短的時間內，就立即增加長度，如果要看到筋膜實質結構的變化，需要六個月到兩年之間的時間。也就是說，如果每天拉筋、持續拉半年的話，筋膜的長度的確是會增加的，但是短短的一分鐘拉筋，筋膜長度是不可能會立即增加的，但是為什麼伸展一分鐘之後，柔軟度竟然能夠立即變好呢？

▶ 拉筋後筋膜的「滑動度」增加，柔軟度也增加了

其實，這跟筋膜的「滑動」有關係。當我們伸展時，筋膜層之間會產生滑動，讓身體的延展性變好，在伸展之後立即測試，就能看到柔軟度增加的效果，而且，不只伸展筋膜能夠有此效果，按摩肌筋膜也一樣有效。

上述相同的測試，可以改成用滾筒去按壓放鬆小腿後側肌肉，或者是腳底筋膜，接著再去做測試，柔軟度一樣會增加，這不是因為筋膜的長度增加了，而是筋膜的「滑動性」在「伸展」或者「按摩」之後變好了，就像是暫時被強力膠黏住的的筋膜層被解開，柔軟度就會顯著的變好，不要再誤會筋膜可以一下子被拉長，伸展或按摩展現出的立即效果，大多是因為「滑動性」增加了。

研究也發現，人體每個部位筋膜的滑動性都不同，通常需要比較大活動度的部位，筋膜層之間潤滑的玻尿酸含量就越多，讓筋膜可以更順暢更大幅度的滑動。

現在我們知道筋膜被拉一拉或者壓一壓，滑動性就可以增加，那麼反過

來思考，如果我們身體長時間沒有活動會怎樣呢？那就是筋膜層之間會很快地黏在一起，姿勢固定的時間越久，筋膜層之間的物質就會越黏稠，也就越來越難被拉開！大家要記得時時活動身體，才能維持好的筋膜滑動性，筋膜層之間才不容易沾黏住。

04 避免運動，筋膜就不會受傷？

筋膜是對拉力和壓力很敏感的系統，基本上，筋膜可以說是靠彼此之間的拉拉扯扯在傳遞訊息的，如果右邊傳來緩慢的拉力，就往右邊延伸一點，如果從上面傳來壓力，那就擠扁一點，然後再把力量往下推過去。不過，如果是比較突然或比較大的拉力或者壓力，那麼筋膜們就不是這麼好欺負的，他們會先一起繃緊起來，一起把力量承接住，然後再傳遞出去，這也是筋膜「預應力」的一種表現。

簡單的來說，筋膜吃軟不吃硬，如果你慢慢地拉，慢慢地壓，筋膜會慢慢改變自己的形狀去適應，如果快速或大力的拉它或者壓它，那筋膜就會「號召」周圍的大家一起繃緊起來去抵抗這個外力，如果抵抗不住，當然就會被拉傷或者壓裂。

不過，雖然承受劇烈的壓力，筋膜受傷的機率會提高，但是並不是完全不動，筋膜就不會受傷喔！如果平常活動量很少，筋膜反而會更容易受傷，這是為什麼呢？因為筋膜還有一個特性，就是「可以軟爛就不需要努力」、「得過且過」的組織，如果你不去鞭策它，它就會開始擺爛！不做任何活動

或運動，不讓筋膜有被拉扯擠壓的機會，筋膜就沒有機會成長茁壯，沒有機會變得強韌，受傷的機率當然就會升高：這就像是一個沒有軍事演習的國家，人民覺得天下太平無大事，哪天突然被敵國突襲，一定會瞬間崩潰瓦解；相反的，如果時時感受到敵國的威脅，常常軍事演習預備，那麼這個國家的防禦能力就可以提升。

▶ 用活動和運動，讓筋膜隨時「提高警覺」

筋膜也是這樣，筋膜裡面的眾多纖維們，就像是一個國家的人民一樣，要常常給與一些推拉擠壓的力量，那麼筋膜纖維就會規規矩矩的排列整齊，用強大的韌性，隨時準備好來抵抗外力。

因此，如果想要健康的筋膜，就要常常「演習」，常常給予適度的刺激，這樣才能讓筋膜隨時警惕筋膜、不要鬆懈，要排列整齊的長好，**這樣不管什麼時候，都能夠快速的對外來攻擊產生良好的反應，才能真正降低筋膜受傷的機率，而不是完全不去活動筋膜，放任筋膜軟爛。**

平時多鍛鍊、多運動活動，才是讓保養筋膜的正確方式，害怕受傷而選擇不動，就像是擺爛投降一樣，只會讓筋膜愈來愈缺乏對應的能力，只要一個很簡單的動作，例如彎腰綁鞋帶、伸手拿杯水等等，就足以讓你的筋膜受傷疼痛好幾天喔！

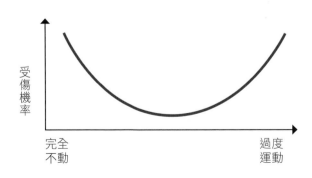

「範圍」和「時間」，兩個關鍵分辨疼痛的來源

研究發現，有下背痛問題的人，下背部筋膜比一般人的下背筋膜來得厚，可見下背痛不一定就是下背部肌肉的問題，也有可能是筋膜的問題。另外，曾經有一個實驗，將生理食鹽水分別注射到筋膜裏，跟注射到肌肉裡，結果發現打到肌肉裡造成的疼痛比較快消失，而如果打到筋膜裡，那麼疼痛會持續比較久的時間。

因為筋膜包著肌肉，所以以往都把肌肉疼痛和筋膜合在一起看，稱為肌筋膜疼痛，但是肌肉痛跟筋膜痛，其實有時候是可以分開來看的！那麼到底要怎麼區分是肌肉痛？還是筋膜痛呢？

筋膜裡面有許多感覺神經的末梢，因此筋膜對痛覺是很敏感的，而且筋膜的形狀，大多是連續一整片，不同於肌肉是一塊一塊，有很明顯的邊界，**因此筋膜痛的特色是就是範圍比較大**，反之，肌肉痛的範圍就比較小；簡單來說，如果可以用一隻手指頭，指出痛點的位置，比較可能是肌肉痛，而如果疼痛的範圍是一大片，不是一個點，那就比較可能是筋膜痛。此外，單純肌肉損傷的痛比較容易自然痊癒，持續的時間比較短，反之，如果是筋膜痛

則通常會持續痛很久。

在處理肌肉痛的時候，考慮的範圍比較局部，通常就是疼痛的那條肌肉出現問題而已；然而，如果是筋膜疼痛的話，由於範圍比較大，要考慮的問題就會比較複雜。例如，是否是因為遠端筋膜的拉扯、而導致這個部位的筋膜疼痛？或者是目前筋膜疼痛的位置，是不是會影響其他部位的筋膜？

相較於治療肌肉的痛，治療筋膜痛的整個過程也通常會比較久，因此，如果診斷後確定是筋膜導致的疼痛，大家必需要有許多耐心，才能找出真正的疼痛原因，避免筋膜疼痛反覆發生。

06 保養關節，除了練肌力，還要練筋膜

一旦關節的軟骨磨損之後，就不會再新生了，因此「關節磨損」是許多人很害怕的問題。很多膝關節嚴重退化性關節炎的病人，就是因為膝關節的軟骨隨著歲月而磨光光，關節面只剩下硬骨而沒有軟骨，一旦病程進展到了這種情況，唯一的選擇就只有開刀換成人工膝關節。

不過，在走到這一步之前，其實可以透過一些作為來預防或者降低關節軟骨的磨損。這就是所謂「鍛鍊肌肉可以保護關節」的概念，例如鍛鍊大腿的肌肉可以保護膝關節，而鍛鍊臀部的肌肉可以保護髖關節；但這個方法並不是在每個人身上都行得通，可能的原因有以下幾點：

▶（1）鍛鍊的強度不夠高

退化性膝關節炎最常見的衛教運動，就是「直腿抬高」的動作（坐在椅子上，一隻腳踩地，另一隻腳膝蓋用力伸直然後再放下），利用這個動作來以鍛鍊大腿前側的肌肉，而這個動作最大的好處是「很簡單」，不管多大年

紀幾乎都可以做到。

然而，這個動作最大的缺點也就是「太簡單」，無論是誰，很容易的就能做個二、三十下，甚至七、八十下，練完後大腿肌肉也不會太感覺酸，對大部份的人來說，這個動作算是一個「極低強度」的訓練，當然訓練的效益也就不可能會多好，就算練個三個月甚至半年，肌肉也不見得會變大，肌力也沒有明顯增加，這樣一來，當然對於保護膝關節的效益就不大，相信很多這樣訓練的人都有同感。

▶（2）鍛鍊的部位不夠廣

要保護關節，尤其是下肢的關節，通常不是把一個部位的肌肉練強，就能夠減輕關節的負擔。下肢關節承受全身由上到下的重量，舉例來說，膝關節負擔站立、行走或跑步時，體重加上重力加速度，對膝關節產生的衝擊力是很大的，然而這個衝擊的力道並不是單純練大腿的肌肉就足夠分擔的，這些力量會經過軀幹、髖關節，再往下傳到膝關節，如果軀幹跟髖關節可以分擔掉一些壓力，那麼膝關節就可以減輕很多負擔。

想要拯救膝關節，單獨只鍛鍊大腿肌肉，是遠遠不夠用的，核心跟臀肌都要練，這樣效果才會好。尤其很多膝關節退化的患者，用深蹲或者其他膝關節負重的方式，進行大腿肌力訓練的時候，常常會覺得膝關節疼痛，而這種疼痛會抑制大腿肌力成長的效果，一邊鍛鍊一邊疼痛，肌肉根本不會變強，等於是無效鍛鍊。

因此，這種時候不如就先練核心或者臀肌，一方面不容易使膝關節發炎，一方面也能幫忙分擔大腿保護膝關節的任務，等到核心或者臀肌力量提升了之後，再來補強大腿肌力的鍛鍊，這個時候有軀幹和髖關節一起承擔，

那麼膝關節就比較不會因負擔太大而發炎疼痛了。

▶（3）只練肌肉，卻沒練筋膜

　　鍛鍊肌肉的動作一般來說大家比較熟悉，最普遍的像是深蹲、弓箭步蹲、伏地挺身和仰臥起坐等等，這些肌力訓練的動作，在市面上已經有許多書籍詳細的介紹，而且也很容易找到專業的教練來指導。

　　相較起來，「筋膜訓練」就冷門許多，市面上介紹筋膜訓練的書籍也不多。雖然近年來有一些運動訓練的學派，已經開始關注筋膜訓練，開始注意到動作的整合性和流暢性對運動能力的影響，並不亞於肌力訓練，不過仍然有許多人，還是不了解「筋膜訓練」到底在練什麼？到底要怎麼練？而且，為什麼鍛鍊筋膜可以保護關節呢？

　　為了解釋筋膜訓練的強大效益，讓我們從筋膜研究的新發現來說起。

　　首先，保護關節的兩道機制是「肌肉」跟「韌帶」，肌肉的肌外膜和肌內膜等等，最終會匯集，形成肌腱然後附著在骨頭上，而韌帶則是覆蓋在關節上，並且連接在兩端的骨頭上，因此肌肉的力量就成了保護關節的第一道防線，而韌帶是第二道防線。

　　一般來說，在治療關節問題的時候，會去找看看是不是關節附近的肌肉太弱，或者是韌帶撕裂損傷，導致關節的不穩定，逐漸造成關節發炎磨損退化。

　　然而，上述理論漏掉了筋膜的一個重要的特性。研究發現，肌筋膜可以直接附著在別的筋膜上，不一定要附著在骨頭上，因此肌筋膜力量是可以跳過骨頭或者關節，直接透過筋膜傳遞，而這樣的傳遞方式有什麼好處呢？由於力量沒有經過關節，就能夠大大減少對關節的衝擊。

舉例來說，臀大肌有高達八成的纖維，附著在筋膜（闊筋膜張肌跟髂脛束）上，而不是附著在股骨上，臀大肌透過筋膜傳遞力量的這個機制，尤其會發生在高強度的下肢衝擊性運動，例如跑步，當跑步的時候，一部份的臀大肌張力，會透過闊筋膜張肌跟髂脛束，直接傳遞到下肢，略過了髖關節，而下肢觸地後傳回來的地面反作用力，也一樣可以跳過髖關節，從下肢透過闊筋膜張肌跟髂脛束，傳到臀大肌去幫忙吸收回震，這樣子一來一往直接透過經膜的傳遞，可以大大減少髖關節的負擔與磨損，延長髖關節的壽命。

　　不過，相對的也要付出一點代價，**因為力量並不是消失，只是移轉到筋膜，那麼筋膜的負擔就會增加，相對容易導致筋膜發炎疼痛**，這也是很多跑者跑一跑膝蓋或臀部外側會很痛，那就是因為髂脛束過度操勞的結果。

　　雖然說肌肉與筋膜的直接連接，可以略過關節去傳遞力量，但並非每個人都可以很有效率地利用這個傳遞鏈，也就是說，沒有經過筋膜訓練的人，空有一身天然設計良好的筋膜連結管道，力量還是無法快速順暢的透過這個連結去傳遞，還是只會透過關節，慢慢笨笨的去傳遞。然而，能利用筋膜快速順暢傳遞的關鍵到底是什麼？答案就在於「**動作是否流暢**」與「**動作的頓點是否保持彈性**」，這是什麼意思呢？

　　不知道大家有沒有練武術或者拳擊的經驗，不管是哪一派武功的「出拳」都有一個共通的特色，那就是好的出拳動作是流暢的，不是身體站得直挺挺，然後做出手肘伸直的動作而已，而是要用身體旋轉以及後腳推蹬的力量去帶動手臂，看起來就像是全身都動起來、把拳頭送出去這樣行雲流水的感覺，這就是所謂的「動作的流暢性」。

　　在日常活動或者運動的過程中，肢體會一直動作，**當動作不斷變化產生時，力量的支點也是隨之不停的變動**，而在這整個過程中，如果全部都用關節當作動作的支點，動作看起來會十分呆滯僵硬、不流暢，在這個過程中，

關節軟骨就會逐漸磨損，很快就會不堪使用。但是，如果可以在動作的過程中，讓筋膜加入成為一部分力量傳遞的支點，或者是吸收回震的介質，而不是全部都依賴關節的話，我們就能夠把關節耗損的程度將到最低。

延續上一段的武術動作特色，出拳絕對不能出到底，也就是手不能完全伸到最直，當拳快要出到底卻還沒到底的時候，要有一點點彈回來，把力量收住的感覺，如果不控制力道，讓拳出到底（手肘完全伸直），等於是手肘關節兩邊的骨頭（肱骨與橈骨，或者肱骨與尺骨）就會撞在一起，整個出拳的力道，反而會震回來，打回自己的手肘關節上造成損傷，這是練武的人最忌諱的事情，練久了一定會傷身，因此出拳動作要流暢，才能把筋膜的力量發揮到極限，而動作不要做到底，終端要有一個「彈性的回頓點」，則可以讓回震的力量經過筋膜回收吸收掉，不會傷害到關節。這些武術訓練的動作訣竅，其實在在都說明了筋膜訓練的重點和原則。

在現代的運動訓練動作指引中，其實也常常會提到類似動作要流暢，以及出拳不能到底的原則，所謂「筋膜的彈性訓練」以及「關節不能鎖死」，只要把握這兩個動作訓練的原則，力量就可以快速且順暢的在筋膜間流轉了。

保護關節的訓練要點，不只是把該練的肌肉的力量練強，還要注重動作品質，如果動作很僵硬呆滯，訓練時的壓力反而都鎖死在關節裡，這樣的肌力訓練，對關節的保護力是很低的；反之，如果可以關注動作的品質，注意「流暢性」跟「彈性頓點」讓力量在肌筋膜間去流暢傳遞，那麼不僅僅是關節不容易受傷，訓練的效益還會大幅提升！

07 運動後的痠痛感，其實來自於筋膜

很多人會以為「延遲性肌肉痠痛」的問題，是出在於乳酸堆積，不過這個說法早就被推翻了！運動後的乳酸堆積，大多在一天之內就會完全被身體排除掉，因此乳酸不會是導致「延遲性肌肉痠痛」的原因，所謂「延遲」，就是在運動完兩天之後才出現的痠痛，跟一天之內就排除完畢的乳酸是沒有關係的。

「延遲性肌肉痠痛」目前較為普遍的理論是，肌肉在大量運動後，產生微小的撕裂傷，導致肌肉發炎，進而產生疼痛，不過，如果從筋膜學派的角度來看，延遲性肌肉痠痛的原因，也有可能是來自於「筋膜」。

研究發現，在高強度的肌肉離心收縮運動之後，如果在筋膜注射高濃度的生理食鹽水，則會誘發出疼痛，但如果注射在肌肉裡，則不會出現疼痛。這就表示或許某些遲發性肌肉痠痛，並不是來自於肌肉，而是來自於筋膜。

這種痠痛並不一定是因為筋膜的結構有損傷，只要高強度或者過度運動之後，筋膜層內的玻尿酸就會變質，會變成黏稠的大分子，導致筋膜間的滑動不順暢，這種不順暢的狀態，就是一種動起來很「沈重」的感覺，很「僵硬」

的狀態，這樣的動作形態，會使極度敏感的筋膜層接受到異常的感覺輸入，筋膜自動將這種異常感覺翻譯成「痠痛」傳入大腦，為的就是讓大腦警覺到，身體需要休息了，不可以再繼續劇烈的運動了。

　　這個機制其實是一種來自筋膜的自動化保護裝置，有點像是電腦跑太多程式，持續使用太久之後，發生過熱的情況，接下來電腦的運作就會開始變慢，甚至當機，這樣就能逼你趕快關機，讓電腦散熱休息，等溫度正常之後再開機，就可以恢復原本運作正常的狀態，這跟筋膜被過度操練之後的狀態很像，只不過筋膜不是「過熱」，而是「過黏」。想像看看，當身體的軀幹和手腳都被黏稠的筋膜纏住綁住，就動彈不得、必須休息了啊！

　　這就是很多人跑完馬拉松之後的狀態，會「鐵腿」好幾天，在舉步維艱的這幾天內，你肯定會盡量減少腿部的運動，身體在這段期間就能夠喘一口氣，肌肉筋膜得到良好的休息，等到沈重感跟僵硬感消失之後，身體就完全恢復，那麼就能夠重新開始跑步運動了。

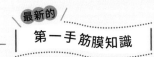
「筋膜伸展」， 可能有機會改善、減緩癌症病況！

「腫瘤」一直是非常困擾人類的問題，許多資金投入在研究如何治療癌症，其中很大一部分是著重在開發新藥來殺死癌細胞。不過即便如此，癌症治療的成果依然無法令人滿意，除了開刀切除、放射線治療與藥物控制之外，是不是還有其他方式可以抑制癌細胞呢？各式各樣相關的因子，或者有可能的治療方式，大家都會想要嘗試研究看看，而這其中一個研究方向就在**「腫瘤所處的環境」**，這個概念就像是孟母三遷一樣，既然周遭的環境可以影響一個人的成長，同樣的，腫瘤周圍的環境應該也會影響腫瘤的生長吧！？

事實上的確有越來越多的證據支持這樣的想法，腫瘤在人體生長的環境因素，例如「慢性發炎」或者「代謝異常」，不單只是被動的存在，甚至有可能是導致正常細胞分化成癌細胞的推手，因此近來有些預防腫瘤的方法是試圖去「改變環境」，也就是利用改變身體的某些狀態來抑制腫瘤生長。例如用阿斯匹靈（抗發炎藥物）來對抗大腸癌，或者用 metformin 來對抗乳癌等等。

除了以上提到的這些化學性的因子之外，那麼物理性的因子，例如伸展、運動或者按摩等等，是不是一樣也可以影響腫瘤細胞行為，改變腫瘤的進展和轉移呢？

首先從腫瘤的特性講起，那就是惡性腫瘤通常比良性腫瘤還要「硬」，因此摸到「硬」塊通常暗示著有惡性腫瘤，那麼腫瘤的「硬」，究竟跟惡性化或者轉移速度有沒有關係呢？

研究發現，**腫瘤周圍的基質如果硬度增加，垂直排列的膠原纖維增加，**

那麼腫瘤向外侵犯跟轉移的機會也會提高，其他動物實驗也觀察到，如果腫瘤的膠原纖維沈積較多，且更多交叉排列者，則腫瘤惡化進展的速度就會比較快。

細胞實驗發現，如果用比較硬的基質培養細胞，會促進細胞惡性變化，但同時，研究也發現惡性細胞轉移的方向，跟基質的軟硬度沒有絕對的關係，因為實驗觀察到惡性細胞，不只會往比較硬的基質區域移動，也會往比較軟的基質區域移動，可見基質的軟硬並非控制惡性細胞移動方向的決定性因素。

除此之外，體外細胞培養的研究發現，如果給予細胞物理性的刺激，例如拉扯壓迫或者孤立完全不受外力，則細胞的行為就會隨著這些物理性的刺激而改變，被拉扯壓扁的細胞會傾向分裂，而不受任何壓力的細胞呈圓形，他們會自己啟動細胞凋亡基因，然後自殺凋亡。

然而，如果沒有過度被拉扯或者孤立的細胞，則會正常的執行功能，例如正常的分化或者分泌物質等等，不受外力干擾的細胞，不會把能量耗損在分裂或者凋亡上面。（以上引自《解剖列車》）

由以上的研究結果，可以發現物理性因子，例如伸張拉扯或者壓迫擠壓等力量會影響細胞的行為，既然細胞都可以被物理性的力量影響，而腫瘤細胞的行為又會被基質的質地所影響，**那麼是不是可以用拉筋伸展的方法來減緩腫瘤的惡化和轉移呢？**

一般的認知是拉筋可以放鬆筋膜，有機會讓腫瘤周圍的筋膜變得比較鬆軟，而且「緩和的」拉筋還可以有「抗發炎」的作用，因此單就理論上來說，拉筋應該會有抑制癌細胞的效果才對，那事實上到底是不是真的如此呢？

先說結論：其實目前研究結果還很分歧，因為有人擔心筋膜伸展或者按摩會促進淋巴循環，擔心腫瘤細胞反而會隨著淋巴跑到其他地方去。

不過，這樣的擔心其實也沒有被完全證實，反而在 2018 年有一個動物實驗的研究，結果還蠻令人驚訝的！將老鼠植入乳癌細胞，然後分成兩組，一組老鼠接受每天十分鐘、緩和的拉筋伸展，每天一次，持續四周；另外一組老鼠則沒有接受拉筋伸。

結果發現，接受四周拉筋的老鼠，腫瘤的大小比沒有被拉筋的老鼠縮小了 52％！

不過大家也不要高興得太早，這應該是第一篇發現拉筋伸展對抑制腫瘤有效的研究被發表，而且也只是在動物實驗的階段，究竟拉筋伸展對於抑制人類癌症是否有效，仍然需要很多很多研究去探討證實。

即使如此，這依然是一道曙光，未來應該會有更多的研究投入在該如何伸展筋膜，怎麼樣的伸展劑量可以達到抑制腫瘤的最佳效果，該在腫瘤的什麼階段介入伸展，未來實在有太多問題需要去研究了！

第 5 章

改善肌筋膜痛症的
四大解痛技巧

伸展、按摩、徒手、道具——
選擇最適合的疼痛改善方法

01 用「伸展・放鬆」，改善淺層筋膜的滑動

伸展的重點	動作由小到大、持續各個角度的伸展並變換動作

　　淺層筋膜非常靠近皮膚，介於皮膚與深層筋膜之間，因此只要用手指輕觸皮膚就可以輕輕的推動，如果推不動的話就是有問題。除此之外，也可以用伸展的動作來感受淺層筋膜；如果伸展的時候，感覺某部位的皮膚有繃緊的感覺，那表示可能是皮膚跟淺層筋膜之間有問題。

　　同理，如果淺層筋膜出問題的話，要解開的方法可以先利用伸展的方式，大範圍的鬆解開一整區的淺層筋膜，但如果是針對比較局部的淺層筋膜滑動障礙，那麼可以用特別的手法來鬆開。

　　利用伸展的話，可以放鬆一整片淺層筋膜，很適合自己在家操作，不過要特別注意，淺層筋膜的伸展不需要拉得太重，從小幅度開始慢慢增加伸展的範圍，過程中感覺輕鬆自在的伸展的方式，最能夠放鬆淺層筋膜，伸展的過程中如果感覺疼痛，那麼就會讓筋膜不自覺的收縮，反而會拉傷筋膜組織，

導致反效果。

要提醒大家記得一件事：筋膜是 3D 立體的，不是只有前後，上下或者左右單一方向，因此伸展的方向越多越好，只要是身體可以活動到的各個角度都要去伸展到，這樣更能全面的鬆開淺層筋膜。

淺層筋膜伸展的動作不需要太久，也就是說「感覺有拉到」就可以放掉了，不要想要一次到位拉到底，淺層筋膜伸展的動作可以一直變化輪換，你會感覺到下次再重複同一個動作的時候，筋膜的滑動度會比上一次更好，拉筋也是要「熱身」的，強度要緩慢地增加，一次一次慢慢累積，才會達到不傷身又有效果的淺層筋膜伸展。

■ 淺層筋膜放鬆的重點整理

（1）從小幅度慢慢到大幅度地伸展。

（2）伸展過程要感覺輕鬆，不要伸展到感覺疼痛。

（3）每個伸展的動作時間不要太久，可以一直變換動作。

（4）儘量做到各種角度的 3D 伸展。

| 放鬆的
重點 | 徒手貼緊、繃緊，
再滑動，讓筋膜鬆開 |

鬆解淺層筋膜的手法，跟一般的按摩手法有很大的不同，並不是用深壓、重壓的方式，而是需要輕柔的手法跟細緻的手感，治療者接觸患者的手要「貼緊筋膜」，完全的接觸貼緊筋膜，才能真實地感受到筋膜的移動，因

此通常在做鬆解淺層筋膜的手法時，是不會使用乳液的，這樣手會很容易滑掉，無法緊貼皮膚，就無法跟著淺層筋膜一起移動。

下一步就是「繃緊筋膜」，將筋膜往滑動性不佳的方向推過去，直到筋膜無法再被移動，此時筋膜就是已經被繃緊的狀態，在這裡維持住張力然後停留，接著緩慢地溫柔地去「滑動（gliding）」淺層筋膜，耐心等待手下的筋膜鬆解開，這就是處理局部淺層筋膜的手法技巧。

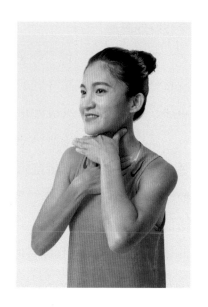

▲ 貼緊後再滑動繃緊，是放鬆淺層筋膜的特殊手法。記得不要擦乳液或痠痛軟膏，才能確實推動手掌、手指下的淺層筋膜。

■ 淺層筋膜放鬆的重點整理

（1）貼緊筋膜、（2）繃緊筋膜

（3）滑動筋膜、（4）耐心等待筋膜鬆解

▶ 讓滾筒快速滾動，立刻放鬆淺層筋膜

滾筒是一個處理筋膜沾黏緊繃的好用具，在用滾筒改善淺層筋膜滑動度的時候，會跟以往大家印象中使用滾筒的方式有些不同。

一般的滾筒使用方式是讓身體壓在滾筒上，慢慢地移動，在比較緊繃痠痛的部位停留，讓滾筒在緊繃的肌肉上壓迫比較久的時間，達到放鬆肌肉的效果；當壓迫在深層肌筋膜的激痛點上時，通常會感覺到非常的痠，甚至是痛，這種痠痛感在滾筒深層按壓之後會持續比較久的時間，是屬於滾筒放鬆

深層肌筋膜的方式。

　　然而，滾筒放鬆淺層筋膜的方式跟放鬆深層筋膜的方式有很大的不同，放鬆淺層筋膜時，滾筒滾動的速度就要快一點，滾筒接觸身體幾乎是一掃而過的狀態，不會讓滾筒停止在某個部位去按壓，身體在滾筒上快速地滾來滾去，皮膚就會被滾筒輕輕地推動，在滾筒放鬆淺層筋膜結束之後，不會像深層筋膜按摩那樣會殘留痠痛的感覺，反而會有一種輕鬆感，覺得身體很像變輕、變鬆了，連心情上也都有一種輕快感，大家不妨可以在大腿前側試試看這樣的滾法。

　　不過要特別注意的是滾筒的材質必須要是「柔軟的」，跟皮膚接觸起來是舒服的，絕對不能選擇硬硬尖尖的滾筒，例如表面有尖尖的凸起、俗稱狼牙棒的滾筒，就非常不適合作為淺層筋膜放鬆的工具，因為太痛太刺激反而會使敏感的淺層筋膜變得更緊。

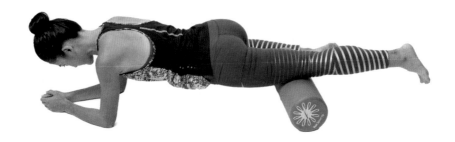

▲ 滾筒可以快速、整片的滾過需要放鬆的筋膜部位，非常好用！請選擇平面的滾筒，不要選擇有尖刺凹凸的。

打破慣用姿勢的
「動物流動態伸展」

　　動物流（Animal flow）是近年來流行的一個筋膜訓練法，模仿各種動物的動作行為，例如熊、螃蟹和猩猩等等，這些動物的動作，都是人類平時不會做的動作。

　　動物流訓練的動作是快速並且流暢的，不會在某個動作停頓很久，有點像是動態伸展，感覺沒有特別去拉某個部位的筋，沒有用力在做哪個動作，但是整套動作做完之後，會感覺全身筋膜都熱開鬆開了。

　　像動物流這樣的訓練學派，就符合淺層筋膜鬆解或者訓練的要點，包括打破慣用的姿勢與流暢連貫的動作，不過動物流的動作對完全沒在運動的人來說，難度相對比較高，不一定適合每個人，但如果大家的肌力能夠負荷的話，動物流動態其實是一個很好的淺層筋膜訓練方式。

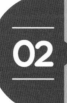

用「加熱・按壓」，解開深層筋膜的沾黏

　　深層筋膜介於淺層筋膜與肌肉之間，層層包裹著肌肉纖維，而肌肉需要收縮與放鬆，在肌肉收放的過程中，長度跟體積會產生變化，因此深層筋膜與肌肉之間必須要能夠很順暢的滑動，才不會卡住肌肉，影響肌肉收縮的效果。

　　在深層筋膜與肌肉之間，存在「玻尿酸」這種物質，作為潤滑兩層組織的介質，保持良好的滑動性，肌肉在收縮與放鬆過程中，才不會有粘住卡住的現象。然而，如果玻尿酸變質，變成很黏稠的液體，那麼這層筋膜之間的滑動就會出現問題！這樣的現象稱為筋膜的「緻密化」，而改善筋膜緻密化的方法，主要可以分成兩大類：「加熱」和「按壓」。

| 加熱的重點 | **熱敷、泡熱水澡，降低筋膜黏滯性** |

　　筋膜是同時俱有彈性與黏滯性的物質，黏滯性是指液體流動阻力高低的

特性，舉例來說，蜂蜜的黏滯性就比水高。

黏滯性跟彈性不一樣，具有彈性的物質即使受外力壓迫而變形，當外力消除之後，形狀還是可以變回原狀，這稱為彈性，就像是橡皮筋被拉長，放掉之後會彈回去一樣，但是，黏滯性高的物質在變形之後，就不容易變回去，例如黏土在被捏成某個形狀之後，即使沒有外力繼續捏，形狀也回不去了，因此，同時具有彈性與黏滯性的筋膜其實是非常特別的！

● 透過加熱，讓筋膜中黏滯的大分子變成小分子

而我們正好可以利用筋膜有黏滯性這個特點，來改善筋膜的滑動性。因為有黏滯性的物質，只要經過加熱之後，就可以降低黏滯性；此外，研究發現當溫度升高到 40 度 C 以上，大分子玻尿酸的結構會逐漸瓦解，而筋膜緻密化的原因，正是有太多大分子玻尿酸。

經過加熱後，大分子玻尿酸會瓦解變成小分子玻尿酸，就不會黏住筋膜，筋膜層間的滑動就變得很順暢了，「加熱筋膜」的確是改善筋膜滑動性的一個好方法。

這也正好可以說明，為什麼泡熱水澡或者熱敷之後，會有筋膜整個放鬆的感覺，而當天氣變冷或者吹到冷風的時候，筋膜則會莫名的緊繃起來；此外，在運動前做暖身的目的也是因為如此，暖身後體溫增加，筋膜的滑動性就會變好，動起來就不會卡卡的，除了可以提升運動表現之外，也比較不會發生運動傷害。

● 深層熱傳導，需要借助專業儀器

一般來說，絕大部分筋膜緊繃的症狀，在熱敷或者泡熱水之後都會改善，但為什麼還是有些人熱敷之後，筋膜仍然還是鬆不開呢？因為熱敷跟泡熱水，都屬於是「淺層熱」，無法穿透到人體的深層，尤其是脂肪比較厚的

人，熱敷跟泡熱水的效果就更差了。

如果想靠泡熱水或者熱敷，把熱傳導到深層組織的話，那個熱度肯定會把表層的組織給燙傷，所以必須靠特殊的儀器，才能將熱傳遞到比較深的部位。傳統復健科常用的儀器，包括短波、微波或超音波，這些都屬於「深層熱」，就可以將熱能利用特殊的方式穿透傳送到深層，並且不會燙傷表層的組織。

涂醫生的診間叮嚀

不只改善慢性筋膜疼痛，
還能幫助選手快速熱身！

近年來有一個新研發的熱傳導儀器，利用超高頻率的電，傳遞到體內轉換成熱能，這種儀器（例如 INDIBA 英特波），能把熱不受限制且不受阻礙的導入到體內很深層的位置，即使體內有裝置金屬物質，也能夠使用。

這種新的儀器，不僅對於慢性肌筋膜疼痛患者的治療效果非常好，同時也可以用來幫助運動選手快速熱身，提升筋膜滑動性，達到活化筋膜提升敏捷度的效果；此外，在訓練或者賽後使用，還可以提升代謝、加快疲勞恢復、改善僵硬增加關節活動度等等，對於運動傷害的預防和治療都是很有幫助的。

利用工具，緩慢、停留，讓力量透入深層筋膜

按壓筋膜可以有兩個效果，（1）把大分子玻尿酸壓成小分子玻尿酸。變質的大分子玻尿酸是非常黏稠的，就像瀝青一樣會黏住兩層筋膜，而小分子的玻尿酸才是好的玻尿酸，可以維持筋膜層間順暢的滑動。透過按壓肌筋膜，可以把「大分子」玻尿酸變成「小分子」玻尿酸，因此「按壓」是對抗筋膜緻密化一個很有效的方法。

（2）讓筋膜層分泌新的玻尿酸。筋膜受到按壓時，筋膜層裡的筋膜細胞（fasciacyte），會分泌出新的玻尿酸，有新的、好的玻尿酸注入筋膜層裡面，就可以稀釋大分子玻尿酸的濃度，減低筋膜層之間的黏稠性。

在臨床實際操作上，除了手法的按壓之外，在自己無法按壓到的地方，也可以使用滾筒或者花生球等工具去按壓筋膜，提高筋膜層裡面小分子玻尿酸的比例，筋膜層之間的滑動性就會改善。

除了筋膜緻密化導致的深層筋膜滑動不順暢之外，最常見放鬆筋膜的方式就是「手法按摩」，不過深層筋膜的按摩手法，跟淺層筋膜有很大的不同，淺層筋膜的手法和力道都是非常輕的，但如果是要放鬆深層肌筋膜，在按或推的過程中，就必須要先把皮膚，淺層筋膜跟深層筋膜，這三層筋膜在手下同時壓住固定，把這三層同時往前後左右去推，或者往內壓，這樣力量才不會在淺層筋膜散失，能夠透到深層筋膜跟肌肉。

深層筋膜的按摩手法在實際的操作上，需要仰賴手感的敏銳度，如果不是醫療專業人員，手感可能就會差很多了。如果只是一般性的深層筋膜問題，還是有一些比較簡單的方法，大家可以自行在家操作，以下就一一介紹相關的工具。

滾筒

除了可以用輕快滾過的方式來放鬆淺層筋膜之外，也可以用以下的方法來放鬆深層筋膜：

（1）用非常緩慢的速度滾壓，讓力量慢慢的透入深層筋膜。

（2）在局部痛點停留，讓滾筒壓迫的力量傳遞到下方的肌肉與深層筋膜，此時會感覺痠痛是正常的，但是必須控制痠痛的程度，是在可以承受的範圍之內，肌肉筋膜感受到適度的壓迫後，反而會慢慢的鬆解化開，但是如果太過疼痛的話，那就會導致肌筋膜反射性的更用力收縮，而更僵硬。

（3）在局部停留且同時自主收縮放鬆肌肉，利用自主交替收縮與放鬆滾筒下方的肌肉，製造肌肉與深層筋膜之間的滑動，進而鬆開深層筋膜與肌肉之間的沾黏。

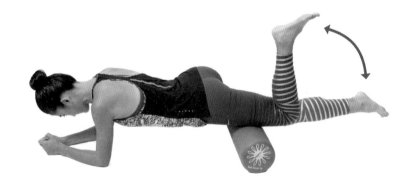

▲ 讓大腿前側的肌筋膜，透過抬起、放下小腿的動作自主收縮、放鬆，達到鬆開肌肉和深層筋膜沾黏的效果。

以上這三種方法都可以達到放鬆深層筋膜的效果，建議大家在做滾筒按摩的時候，可以針對比較深層的痛點，進行這三種自我滾筒放鬆，相信可以帶來非常好的效果。

拔罐器

傳統中醫常使用的「拔罐」，近年來逐漸在歐美國家風行起來。拿下許多奧運金牌的游泳高手菲爾普斯，在某次比賽的時候，身上出現許多紅紅圓形的拔罐痕跡，此後，拔罐治療就受到運動圈的高度關注。

專業的運動選手因為經年累月的高強度訓練，常常都有嚴重的肌筋膜疼痛與許多激痛點，正因為拔罐對肌筋膜疼痛有良好的緩解效果，近來逐漸受到各國選手的喜愛，為什麼拔罐會對深層筋膜有效果呢？

根據我們上面提到的理論模型，如果想要放鬆深層的肌筋膜組織，那麼必須要把皮膚和淺層／深層筋膜之間先壓住固定，力量才能穿透傳遞到深層筋膜和肌肉中，而拔罐剛剛好有這樣的效果。

● 利用真空的吸力，讓深淺層筋膜被拉扯、按壓

首先，拔罐是先在罐子裡產生真空吸力，然後把罐子罩在皮膚上，這個吸力剛好可以把皮膚、淺層和深層筋膜，往罐子裡的方向吸住，**這幾層組織被吸住固定靠在一起**，就會跟底下的肌肉拉開一點間隔，當然有時候真空吸引的力量太大，有可能連肌肉也一起被吸上來，不過當使用這麼大的吸力時，力量就可以穿透肌肉，到達肌肉的肌內膜之間，不管怎樣，都可以達到拉扯按壓深層筋膜和肌肉的效果。

等放開拔罐器之後，筋膜與肌肉就會彈回原本的長度，這一吸一放之間，就可以達到放鬆深層筋膜的效果。

然而，拔罐器除了製造罐內真空、吸附住皮膚的筋膜、之後再放鬆拔開的方法之外，還有一個方式稱為「滑罐」，先把罐子吸住罩在皮膚筋膜，然後滑移罐子。

這個方法可以讓深層筋膜在罐子滑到的時候，被擠進去吸入罐子裡，承

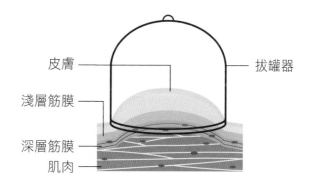

皮膚 ─── 拔罐器

淺層筋膜 ───

深層筋膜 ───
肌肉 ───

受了吸引擠壓的力量，等罐子滑走之後，筋膜鬆開就恢復原本的狀態，深層筋膜與肌肉就這樣重複的被吸入、放開，不僅可以放鬆局部的深層筋膜與肌肉，當罐子移動的過程中，也可以增加筋膜之間的互相滑動，可以說是一舉兩得。

　　過去中醫使用的拔罐方式，是利用火把在玻璃杯內燒一下，把杯子內的氧氣耗盡，製造出一點真空吸引力，然後趕快把玻璃杯罩在皮膚上，這樣就可以吸住，這個傳統的方式稱為拔火罐，優點是杯子會溫溫的，有達到些許加熱筋膜的效果，但缺點是既然需要用到火，就有燙傷燒傷的風險，而且拔火罐必須動作很快速，否則氧氣很快會灌入杯子裡面，真空的吸引力會降低，也因為這樣，後來發展出了手動抽吸真空的塑膠拔罐杯，免去了用火的風險，也可以控制真空吸引力的大小，這樣一來，不僅不會燙傷，還可以優雅地執行拔罐的動作，並且精準的放到需要拔罐的位置上。

● 在家安全操作「拔罐」：矽膠筋膜滑罐

　　其實手動抽吸塑膠拔罐器已經非常好用了，不過，這屬於醫療的器材，必須要專業的醫療人員才能使用，雖然是手動控制，但抽吸的力道還是可以

達到非常強，如果使用在錯誤的位置上，有可能會造成血管破裂出血，除非是醫療人員，否則不建議自行使用。

不過，近年來有一個創新的發明，那就是「筋膜滑罐」，利用矽膠柔軟的材質，可以被擠壓變形然後再回彈的特性，只要先把筋膜滑罐裡面的空氣擠出來，然後罩在皮膚上，確定杯口跟皮膚貼合之後，再把擠壓的手放開，筋膜滑罐就會自動吸在皮膚上。

使用筋膜滑罐的好處是吸引力不會太強，因此只要避開頭臉頸部，身體大部份的位置都可以安全地使用，筋膜滑罐也可以做出滑罐的效果，能直接在皮膚上滑動，如果皮膚太乾澀的話，也可以抹上一些乳液就可以滑得動。這類型的矽膠拔罐杯，就跟滾筒一樣，屬於運動保健器材，都可以作為居家筋膜護理保健的工具之一。

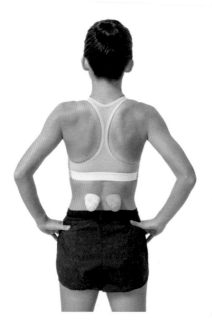

◀ 最新的居家個人保健筋膜用品：矽膠筋膜滑罐。有拔罐的效果、但可以自己在家安全地操作，不用擔心力道太猛而受傷。

刮痧板、筋膜刀

刮痧也是傳統的治療方式中，針對筋膜的處理工具之一。傳統使用的刮痧工具常見是牛角片或者木頭製成。

而歐美現代版本的刮痧工具，是鋼鐵製成的，稱為「筋膜刀」，不過筋膜刀並不是真正的刀，沒有銳利的刀刃，反而是光滑圓弧型的表面，跟傳統的牛角片很像，但設計比較細緻，形狀也比較多樣化，因應身體部位形狀的不同，而發展出不同的形狀。

舉例來說，背部的筋膜很大片，因此適用於背部的筋膜刀就比較大，且有微微的彎曲弧度，手腕和手指的面積很小，形狀也凹凸不平，因此需要有小面積或者勾狀形式的筋膜刀，才能剛剛好符合形狀，才能精準的處理這些部位的筋膜。

不過也因為筋膜刀精準的設計，所以價格也偏高，如果是大家要居家保養使用的話，**建議大家就使用順手好拿、不會刮傷皮膚的工具就可以了。**

刮痧板或筋膜刀都可以刮到淺層和深層筋膜，這就端視使用者的力道跟技巧來決定；力道輕一點、讓皮膚在刮痧板或筋膜刀下輕輕的被推動，慢慢地滑過去，可以處理到淺層筋膜，如果力道大一點，就可以壓到深層肌筋膜組織，力量穿透到深層筋膜。不管是用哪一種方式，原則就是不要破壞筋膜組織，我們都知道刮痧可能會「出痧」，也就是皮膚會出現一點一點的淤青，這是因為週邊微血管的小破裂，屬於可以接受的程度，但如果力道太大，就有可能會破壞肌筋膜組織本身，造成大量的出血，大塊的淤青，這其實是非常不好的現象。

一般民眾常會以為，刮痧就是要刮出深紫紅色的「痧」，流的血越多、就是排出越多的毒素，這些都是錯誤的！只要大量出血，就是代表肌筋膜破損，後續就要啟動纖維母細胞去修復傷口，後期都有可能留下疤痕和沾黏，

反而會造成後遺症！

　　提醒大家，刮痧或者使用筋膜刀，力道都應該非常小心，可以輕就儘量輕，儘量不要造成大量出血，如果可以的話，建議還是請專業人員來操作會比較安全。

筋膜加壓帶

　　筋膜加壓帶也是放鬆深層筋膜的一個好工具，自己操作也很簡單，只要將筋膜加壓帶拉長，繃住維持一個張力（彈性加壓帶的張力最多是拉到長度的 1.5 倍，最好不要超過這個彈力），從遠端向近端纏繞在肢體上，前一層與下一層之間有一半（百分之五十）的重疊。

　　纏繞好之後會感覺非常緊繃，接下來，被纏繞的肢體可以自主重複做肌肉收縮與放鬆的動作，例如纏繞在大腿上，做膝蓋彎曲與伸直的動作，大腿的肌肉就會收縮與放鬆；若纏繞在上手臂，可以做手肘的彎曲與伸直的動作，當然也可以不做動作，只是單純纏著、再放開，也會有促進循環與放鬆筋膜的效果。

　　使用彈性加壓帶要特別注意，**單次纏著的時間最只能兩分鐘**，在兩分鐘之內，一定要拆掉加壓帶，因為彈性加壓帶纏繞的壓力是非常大的，如果纏著的時間太長，週邊的神經或者血管就有損傷的風險，而遠端的肢體也有缺血的危險性，因此一定要特別注意。如果遠端的肢體，例如手指或腳趾，有麻木發紫等等神經壓迫或者缺血的狀態，那就要立即把加壓帶鬆掉。

　　彈性加壓帶的作用原理，就是把淺層筋膜跟深層筋膜壓在一起，利用肌肉自主地收縮與放鬆，造成深層筋膜與肌肉之間的滑動，並且揉壓了在深層筋膜與肌肉層之間的黏稠玻尿酸大分子，讓玻尿酸變回滑溜的小分子。這其實跟滾筒的原理很像，只是強度更大。

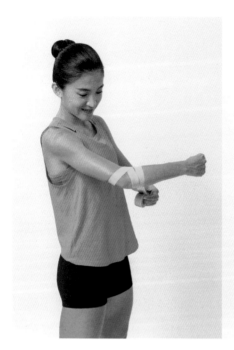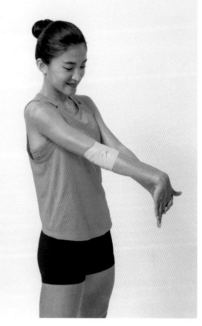

▲ 加壓帶把深淺層筋膜壓在一起，再利用肌肉的收縮和放鬆，達到增加
　筋膜層之間滑動度的效果。

　　此外，經過兩分鐘的纏繞壓迫，在拆掉加壓帶的瞬間，血液會快速的罐
流到本來被壓迫的肌肉筋膜中，除了可以沖走代謝的廢物之外，也讓組織重
新充滿新鮮的血液，筋膜也可以吸飽補充水分，有點像是在水桶裡，把海綿
被捏扁之後再放開，那麼，水就會重新灌流到海綿裡面一樣，可以有效改善
筋膜滑動性不良的問題，解開沾黏，並且放鬆肌肉。

03 依「癒合狀況」，解開疤痕造成的筋膜疼痛

　　另一種筋膜緊繃，是因為「疤痕」所造成，這時候就要依據「癒合的狀態」不同，分別做不同的處理疤痕，可以分成以下兩種。

▶（1）癒合不良的疤痕：傷口修復不佳，持續疼痛

　　疤痕會癒合不良，是因為持續有外來的刺激，或過度拉扯的力量，導致纖維組織不斷經歷癒合又被撕裂，撕裂後又要再次癒合的過程，就像是扭傷膝蓋後，只休息幾天覺得已經沒有很痛，就又跑去打球，但其實組織根本就還沒完全癒合，結果在打球過程中，就再次扭傷膝蓋，原本受傷才剛修復到一半的組織，又被撕裂重創一次，很多組織疤痕癒合不良都是這樣發生的。

　　組織如果正在修復中，就需要很多纖維母細胞來工作，也需要新鮮的血液帶來氧氣跟養分，因此在這種癒合不良的疤痕裡，有很多微血管穿入其間，血流也一直很旺盛，溫度通常比較高 ，並且會一直感覺疼痛。這個情況其實是非常麻煩的，血液循環旺盛在癒合過程中，原本應該是一件好事，但是過

於旺盛的血流就是一種困擾了，過多的新生微血管穿梭在組織裡面，疤痕反而處於腫脹熱痛的狀態。

▶（2）癒合完成的疤痕：僵硬沾黏，影響關節活動

癒合已經完成的疤痕裡面，就不需要再有豐富的血流供應，因此這種疤痕的溫度是比較低的，並且不會感覺疼痛，但這種疤痕會比較硬，比較會跟周圍組織互相糾結纏連在一起，出現較為緊繃僵硬的疤痕沾黏，雖然這種疤痕不會痛，但卻非常容易阻礙關節活動度，不只是會影響局部，也會影響到整體筋膜的延展性，後續比較容易延伸出遠端筋膜的問題。

這兩種疤痕組織的生理狀態不同，因此處理方式就必須要有所不同。

屬於「癒合不良」的疤痕組織，最重要的當然就是讓疤痕先癒合完成，要立即停止所有對疤痕的不良刺激，好好休息、不要再去做讓傷處再次撕裂傷的任何運動，以及不要亂壓亂按這些脆弱的組織，不要亂放血或者針刺傷處，必須要讓新生的纖維組織先成熟達到一定的強度，才能開始去拉扯、活動，因此，每個階段能夠做的活動強度都要按部就班，如果真的要用比較強的手法解沾黏，也要等到疤痕冷下來之後才可以做。

至於「癒合完成」的疤痕組織的處理方式，既然疤痕已經癒合完成，裡面就沒有過度的血液循環，溫度也降低回到正常，甚至比正常的溫度更低，處理這種疤痕的目標就是讓疤痕變軟，不要跟附近的組織發生沾黏。

先將疤痕加溫，可以用手搓，也可以用熱敷或者物理治療儀器，然後用手輕輕按在疤痕上，往前後左右四個方向推，看看疤痕移動的情況，了解疤痕在哪個方向的沾黏比較嚴重。

接著將把痕往位移幅度比較差，也就是沾黏比較嚴重的方向推過去，到底

停留幾秒之後再放開，重複推放幾次，看看沾黏鬆解的程度；如果直接往沾黏比較嚴重的方向去推，還是無法鬆解疤痕的話，也可以嘗試先往沾黏比較不嚴重的其他方向去推，幾次之後再回來推沾黏比較嚴重的方向，也會有所突破。

對於很頑固的疤痕，也可以嘗試用拉的方式，把疤痕往上提拉，也可以解開一些頑固的沾黏纖維。

▶ 按摩疤痕的力道，要平均輕柔

處理疤痕的手法跟一般肌肉按摩的手法非常不同，研究發現，如果推疤痕的力量太大或者角度太大，都會刺激纖維母細胞，再分泌出膠原蛋白纖維，造成纖維沈積更多，疤痕就變得更大，**因此處理疤痕的手法要很輕**；除此之外，要注意手法推疤

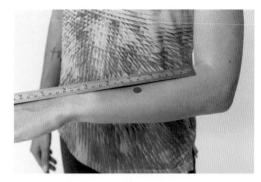

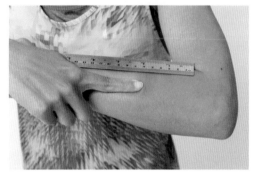

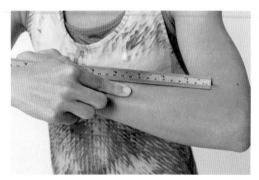

▲ 用貼紙示意疤痕所在位置，可以用量尺測量以疤痕為中心、往上下左右四個方向推動時，哪一邊推動的距離少、表示那一邊需要特別的解開沾黏。

痕的力量要穩定且持續，速度是越慢越好，但不能停，如果可以用每秒一公釐的前進速度來推是最完美的。

雖然融化疤痕的手法力道要輕，不過真的要融化疤痕，所需要的時間是非常長的，大家也可以嘗試使用肌貼的方式，給予局部疤痕組織一個穩定的牽拉的力量，代替用手緩慢持續而穩定的推力，可以省力很多。

不過，這種針對疤痕的肌貼不能亂貼，和一般的貼紮不同，並非是按照肌肉收縮的方向貼，是要根據疤痕裡張力的走向來決定肌貼拉的方向，才能把疤痕往想要鬆解的方向拉過去。

「不常做的動作」，
就是保養筋膜的好方法

一般來說，日常生活中越常做的動作，越常保持的姿勢，就是筋膜越容易緊繃固著的狀態，建議大家可以觀察自己日常生活的姿勢或動作模式，然後刻意做一些「相反」的姿勢或者動作。

這些簡單的、不常做的「反向動作」，就能放鬆因日常生活的常態而固化的筋膜，例如一般人的生活形態大多是坐姿，髖部大多是彎曲的狀態（軀幹與大腿呈 90 度），那麼髖部前側的筋膜就容易緊縮，長期下來會導致髖關節容易發炎，甚至退化。

因此建議可以常常做髖伸直的動作（也就是將整隻大腿往後拉，軀幹與大腿呈現大於 90 度的動作），伸展髖部前側的筋膜。

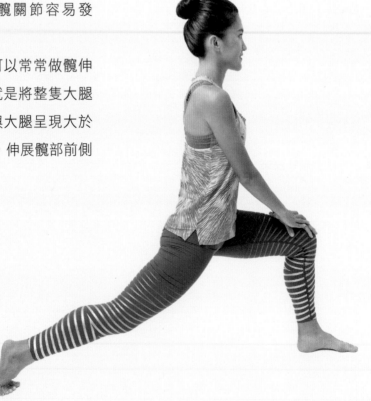

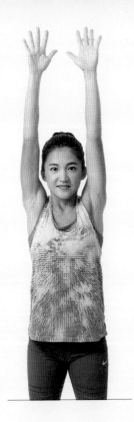

再舉一個例子，我們的手臂經常都是在肩膀以下的高度，因此腋下的筋膜常常都會很緊繃，長期下來就會導致肩膀發炎，建議平常就應該找時間，常常做手臂往上抬高伸展的動作，將腋下打開，有點像是看演唱會把雙手抬高歡呼，手往天空延伸的動作，這樣就可以放鬆到腋下的筋膜。

另外，我們的手指不管是打電腦、手機，或者做料理，除了睡覺之外都處於彎曲的狀態，長期下來就有可能會出現板機指或者手指關節炎，大家可以經常伸展手指，或將手指往背側凹等等。

觀察自己在生活中，是否常常處在某個特定的姿勢，而另外一個方向的姿勢很少去做呢？少活動的那個方向的筋膜就會慢慢緊繃起來，久了就會導致筋膜疼痛或者關節問題，只要記得常常做「反方向、不常做」的動作，就可以有效預防日後痛症找上門，最好的保養方式，還是要常常動起來啊！

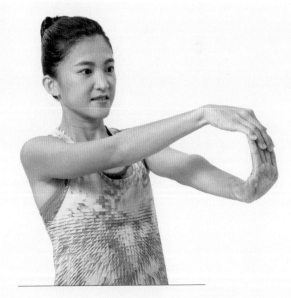

15 個常見
肌筋膜疼痛部位的
對症自療

肩頸痠痛

　　肩頸部的問題如果排除了頸椎關節的問題之外，剩下的大多都是肩頸的肌筋膜疼痛的問題，這也是肩頸疼痛問題的大宗。頸椎關節會有問題，大多也是因為肌筋膜緊繃疼痛發炎沒有得到解決，長期累積而導致的，因此平常就要做好肩頸部筋膜的保養，否則等到頸椎關節出問題，甚至壓迫到神經出現手麻等現象，那就麻煩了啊！

　　一般頸部的問題來自於頭部的前傾姿勢，長期下來會導致頸部筋膜張力的改變，頸部前側筋膜的張力會朝向腳的方向，而頸部後側的筋膜的張力會朝向頭部的方向；可以用手輕輕的往相反的方向拉動淺層筋膜，也就是將頸部前側的筋膜往頭部的方向推，將頸部後側的筋膜往腳的方向推，這樣可以調整長期緊繃的筋膜的張力，先讓淺層筋膜避免因長期的姿勢不良而沾黏住。

　　光是透過很輕的手法，你會發現頸部好像不知不覺就回正了，有時候甚至比起用力按摩肩頸部的效果還要好；不過，後續還是需要強化頸部的核心肌力，才能夠長時間維持正確的姿勢。

淺背線、淺前線

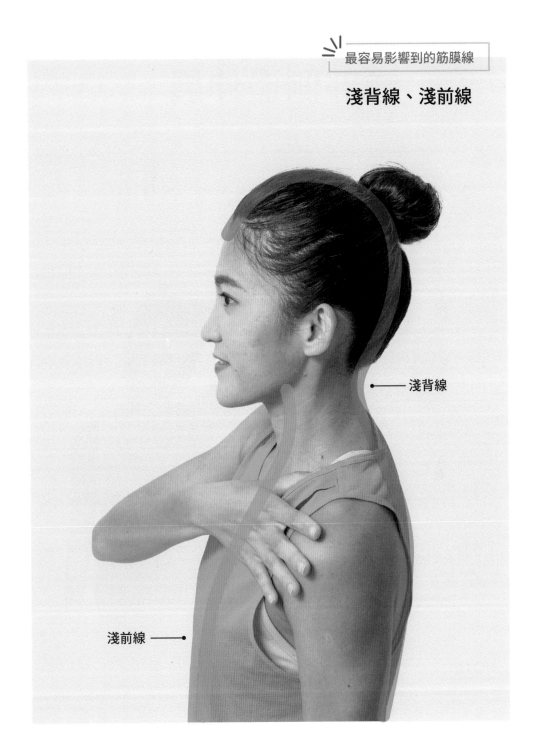

淺背線

淺前線

117

| A-1 |
頸部側邊伸展

· 次數 ·
5 ～ 10 次

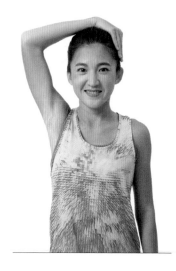

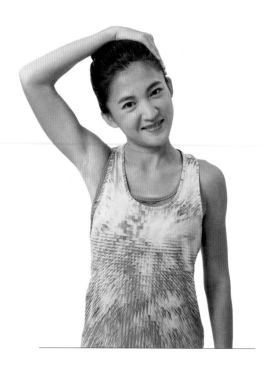

STEP

1 右手繞過頭頂，輕壓住
頭部的左側。

STEP

2 右手將頭往右側拉，伸
展左側上斜方肌。結束
後換邊。

NOTE

可用 PNF 伸展：在步驟 1 的時候，感覺左側上斜方肌用力，要讓頭往左邊移動，但右手
出力擋住抵抗，維持 6 秒，接著再進行步驟 2，約伸展 10 秒，然後重複 3 次。

|A-2|
耳朵多方向拉伸伸展

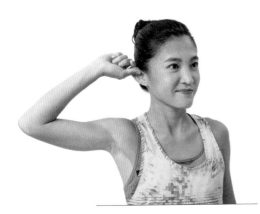

STEP

1 用同一側的手,輕捏住
耳朵。

STEP

2 將耳朵往斜上方、往外
和往下拉。結束後換邊。

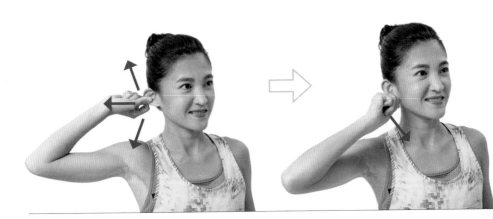

| B-1 |
放鬆頸部前側筋膜

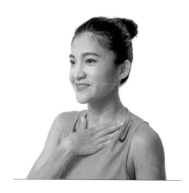

STEP

1 右手手掌壓住左邊鎖骨的筋膜。

STEP

2 左手拇指按住胸鎖乳突肌靠近鎖骨處，然後一路往上慢慢推，滑動頸部前側的淺層筋膜。結束後換邊。

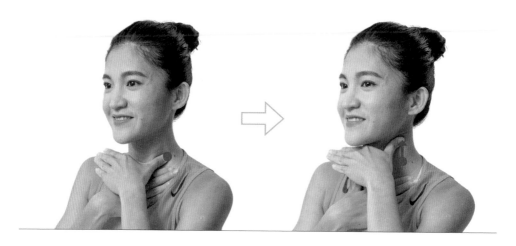

| NOTE |

注意頸部前側有血管和神經，若壓到血管，會感覺到脈搏，壓到神經則有麻電感，要小心避開血管和神經。

|B-2|
放鬆頸部後側筋膜

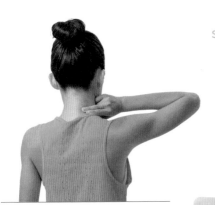

STEP 1 右手壓住右邊頸部後側。

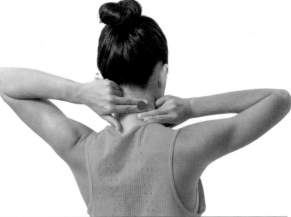

STEP 2 左手手指按住頸部後側肌肉下緣，然後一路往上慢慢推，滑動頸部後側的淺層筋膜。

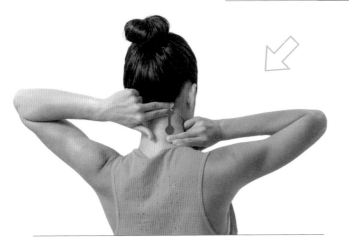

涂醫師的小叮嚀

在做這樣的按摩時，不用塗乳液，才能有效地推動皮膚下的淺層筋膜；塗抹乳液的話，手很容易在皮膚上滑掉，變成只推到皮膚而已。

B-3
放鬆頸部側面筋膜

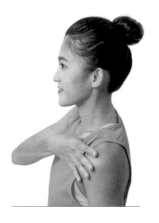

1 右手壓住左邊鎖骨，固定下面的淺層
筋膜。

2 左手手指按住頸部側邊肌肉下緣，然
後一路往上推，推動頸部側面的筋膜。

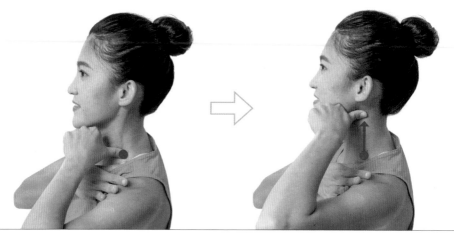

NOTE

用大腿前側示範徒手按摩放鬆筋膜時， 一隻手先固定
住筋膜的一端，將淺層、深層筋膜和肌肉同時按壓固
定住，另一隻手輕輕地將皮膚下的淺層筋膜往另一端
推開。

深層筋膜
按壓放鬆

ICI 筋膜滑罐

鬆開肩頸後側筋膜

· 滑罐／留罐 ·
1～5次
5～10秒

上斜方肌筋膜放鬆

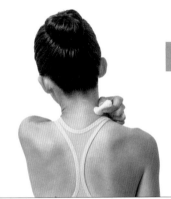

STEP 1

把筋膜滑罐放
在肩頸交界處
（上斜方肌）
的激痛點上。

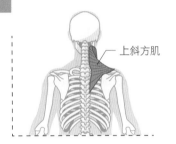

上斜方肌

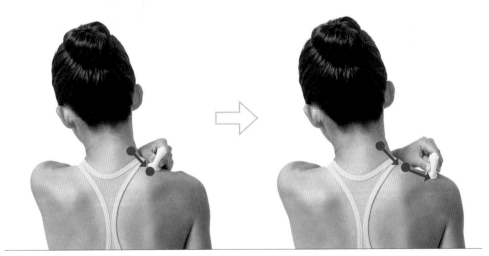

STEP 2

輕壓筋膜滑罐，確定杯口吸住皮膚表面後，
順著肌肉方向 L 型滑動。

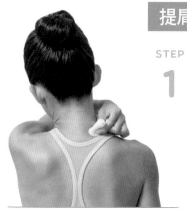

提肩胛肌筋膜放鬆

STEP

1 把筋膜滑罐放在頸部外側，大約在枕骨和肩胛骨上角連成的中點。

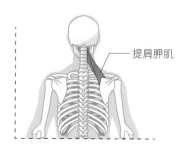

提肩胛肌

STEP

2 輕壓筋膜滑罐，確定杯口吸住皮膚表面後，順著肌肉方向往下滑動。

◆ 因拍攝需要，步驟中間看起來會滑過衣物，不過實際使用時，滑罐的路徑上不要有衣物阻擋，過程中都是讓滑罐吸附住皮膚和筋膜後再滑動。

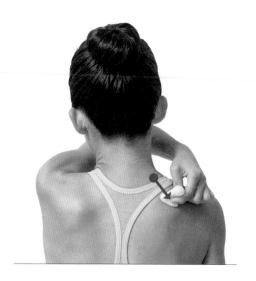

NOTE

頸部是比較敏感的區域，建議使用吸力最小的滑罐，以不出現微血管破裂（痧）為原則。

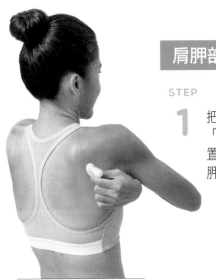

肩胛部位肌筋膜放鬆

STEP

1 把筋膜滑罐放在「棘下肌」上，位置約在肩胛骨的肩胛岡下方位置。

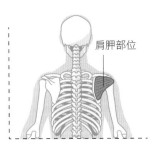

肩胛部位

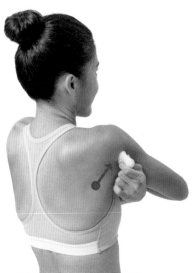

STEP

2 輕壓筋膜滑罐，確定杯口吸住皮膚表面後，往斜上方，向著肩峰接點滑動。

凃醫師的小叮嚀

滑罐的使用方式，除了吸附住激痛點再滑動之外，也可像一般拔罐的使用，用滑罐吸住後，放置約 1 至 5 分鐘之後，再拿掉。

中背疼痛

中背是指胸椎與胸椎兩旁的區域，也就是一般俗稱「膏肓痛」的位置。中背會疼痛的原因有可能是來自胸椎，也有可能是來自頸椎，因為在這個區域，有太多肌肉同時經過頸椎與胸椎，常常難以辨別元凶究竟是誰。因此在這邊先不詳細分析病因，單純依照疼痛的部位來設計自我緩解與日常保養的方式。還是要提醒大家，如果疼痛持續加重，一定要去看醫生喔！

不只是中背疼痛，包含很多肩頸部疼痛的問題，都是因為長時間使用電腦或者手機，形成脖子太過前傾的姿勢，而當你發現這個問題，想把脖子縮回到正常姿勢的時候，卻發現怎麼縮不回來、或縮回來反而變得更痛？

原因是因為脖子前傾通常不會單獨出現，大多都是合併駝背，如果沒有先矯正駝背，脖子是無法輕鬆地回到正位上的。利用滾筒放鬆胸椎兩旁的肌肉，把胸椎推回正位之後，位於胸椎上的頸椎也才能回到正常的位置上，因此，放鬆胸椎常常是解鎖肩頸疼痛的關鍵。

淺背線、功能線

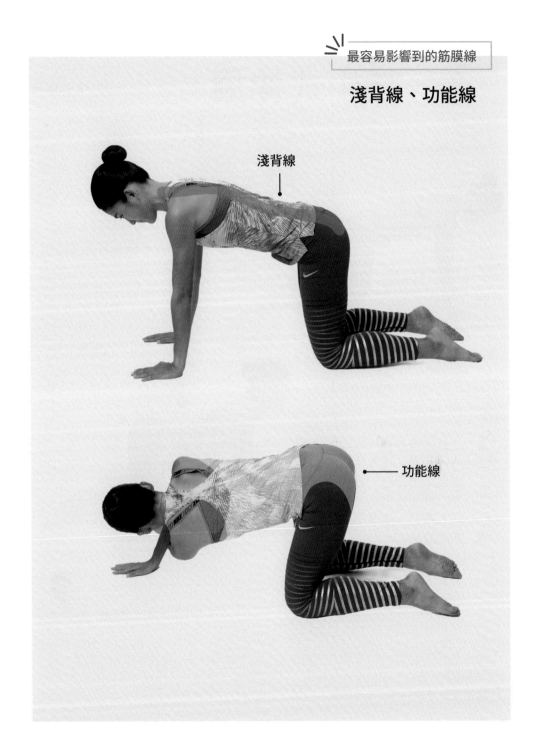

淺背線

功能線

▎A▎ 貓牛式伸展

· 次數 ·
10 ～ 15 次

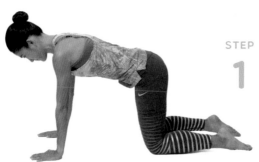

STEP

1 從四足跪姿開始，雙手放在肩膀
正下方，十根手指張開按穩地
面，雙膝與臀同寬。

STEP

2 吸氣慢慢抬頭，向上拉
抬起胸骨，進入牛式，
感覺上方脊椎一節節鬆
開、腹部往下沉，尾椎
向上翹起，盡量讓肩膀
遠離耳朵。

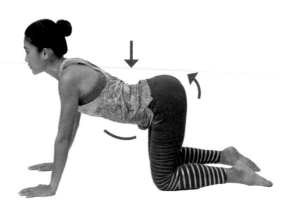

涂醫師的小叮嚀

這個伸展雖然看起來主要是在活動胸椎，其實在過程中，頸椎跟腰椎也都會一起
加入活動，因此，不僅是中背疼痛，對於肩頸或者下背疼痛的緩解效果都非常好。
建議大家可以天天做這個伸展，對活化整條脊椎非常有效。

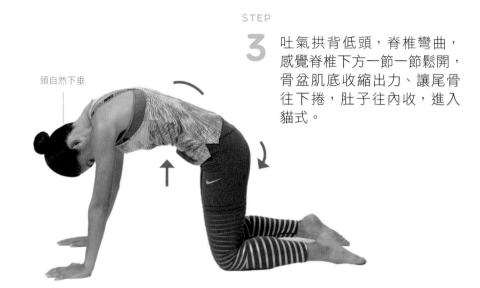

STEP

3

吐氣拱背低頭，脊椎彎曲，感覺脊椎下方一節一節鬆開，骨盆肌底收縮出力、讓尾骨往下捲，肚子往內收，進入貓式。

頭自然下垂

NOTE

也可以在站立的姿勢下，作貓式→犬式交替。

1 雙腳打開與肩同寬，膝蓋打直，手沿著大腿往小腿腳板延伸，直到覺得腿後有拉緊的感覺停住。

2 手撐在感覺拉緊的下肢位置上，然後做拱背與平背交替。

拱背時，膝蓋不用鎖死，頭看向兩腿中間

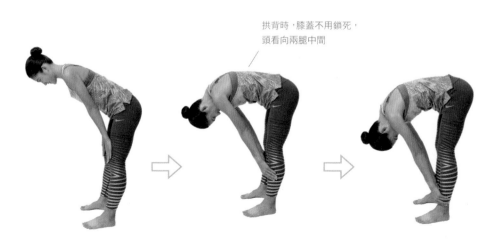

|B|
跪姿扭轉伸展

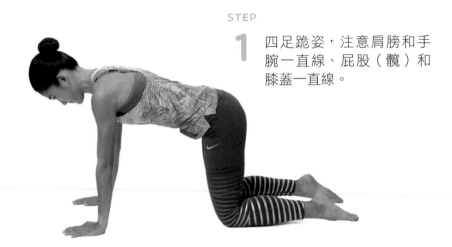

STEP

1 四足跪姿，注意肩膀和手腕一直線、屁股（髖）和膝蓋一直線。

NOTE

上面這個動作也可以用坐姿進行。

1 坐姿，雙手打開，身體向右旋轉，右手指向上方，左手伸直在右膝外側。

2 身體往下，感覺左側的闊背肌跟胸腰筋膜伸展，結束後換邊。

肩膀不舒服的人，右手可以放在後腦勺。

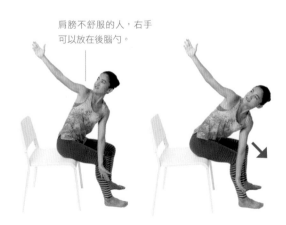

130

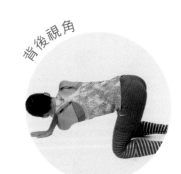

背後視角

2

右手穿過左邊肩膀下方，讓屁股
往後推，伸展右邊的闊背肌跟胸
腰筋膜。結束後換邊。

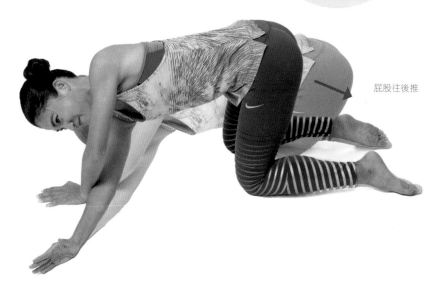

屁股往後推

161
單槓淺蹲伸展

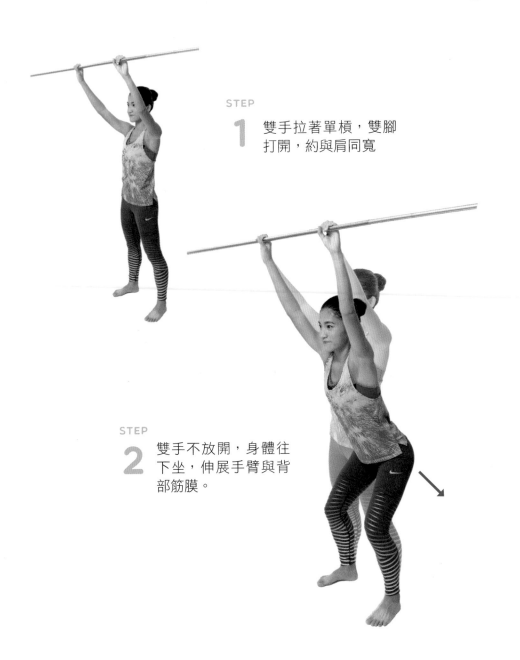

STEP
1 雙手拉著單槓,雙腳
打開,約與肩同寬

STEP
2 雙手不放開,身體往
下坐,伸展手臂與背
部筋膜。

深層筋膜按壓放鬆

∣D∣ 上背滾筒放鬆

·時間·
1～2分鐘

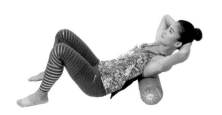

STEP

1 仰躺姿勢，雙腳屈膝踩地，讓上背躺在橫放的滾筒上。

STEP

2 雙手抱頭，臀部離地撐起身體，用腳掌的力量推動，讓上背在滾筒上來回滾動。

∣NOTE∣

也可以讓上背壓在滾筒上，反覆讓上背肌肉在滾筒上抬起、放下。

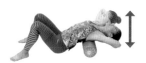

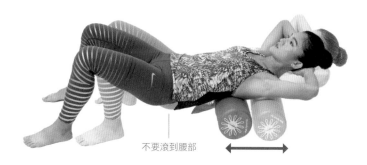

不要滾到腰部

涂醫師的小叮嚀

滾筒放鬆胸椎也可以有三種操作方式：（1）輕快的刷過滾過。增加肩頸上背部「淺層」筋膜的滑動性；（2）在比較酸的點上面停留一個深呼吸，然後再慢慢移動，這樣就可以放鬆「深層」筋膜；（3）停在痠痛點上之後，可以把上半身輕輕地抬起後再放下，讓肌肉在滾筒之下做收縮與放鬆，這樣也可以放鬆「深層」筋膜。

肩部旋轉肌肌腱炎

**涂醫師的
痛症診斷書**

肩膀疼痛的另外一大原因，就是旋轉肌肌腱的問題。旋轉肌肌腱包著肱骨頭，當手臂活動的時候，肱骨會在肩關節內動來動去，然而肱骨的活動角度非常大，但是肩關節內容許肱骨頭移動的空間並沒有很寬敞。

也就是說，當肱骨頭動來動去，只要一個不小心就會碰撞到包著肱骨頭的旋轉肌肌腱們，而其中最容易受傷的，就是夾在肩峰與肱骨頭之間的「棘上肌肌腱」；這條肌腱也是旋轉肌裡面最容易破損甚至斷裂的肌腱，因此就算是從來沒有什麼運動傷害，只是一般日常的活動，也足以導致棘上肌肌腱磨損，只要使用的時間夠久，這條肌腱多多少少都會開始發生問題。

處理旋轉肌肌腱問題，最重要的就是時機跟耐心，當發現肌腱只是輕微的發炎或者小小的破裂時，就及時治療，肌腱康復的機率就非常高，但果等到肌腱破洞變大，就需要非常久的時間才能癒合。當肩膀開始偶爾出現疼痛時，就是旋轉肌肌腱開始發炎的警訊，就要趕快開始保養肌腱囉！

前手臂線、背手臂線、功能線

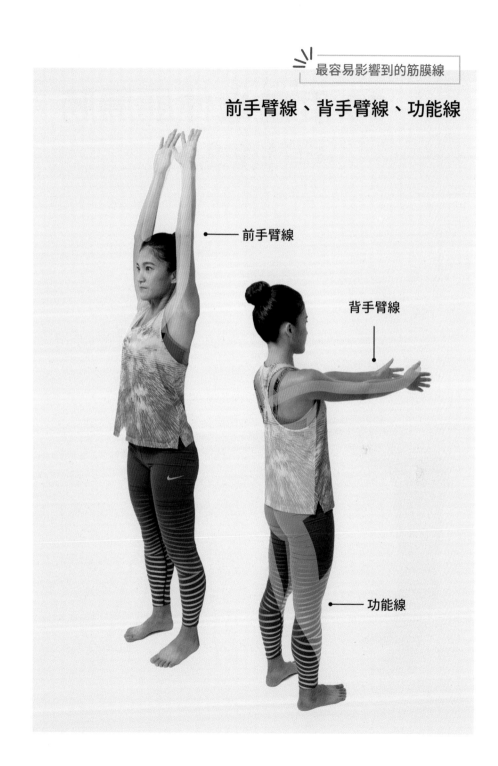

前手臂線

背手臂線

功能線

┃A-1┃
90 度前彎伸展肩膀

·次數·
10 ～ 15 次

STEP

1 將穩固的椅子放在身前，雙手打開與肩同
寬，往前伸直靠在椅背邊緣。

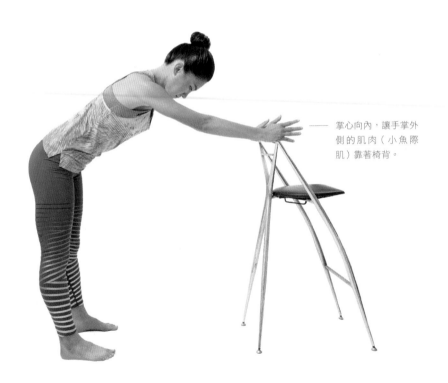

—— 掌心向內，讓手掌外
側的肌肉（小魚際
肌）靠著椅背。

STEP

2 讓身體和地面呈平行，感覺身體想要往下沉，讓上半身低於手掌位置，感覺肩膀被伸展放鬆。

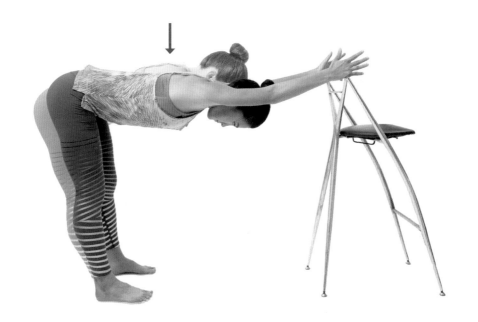

凃醫師的小叮嚀

由於日常生活姿勢的問題，手臂大多是下垂的姿勢，因此腋下和肩膀周圍的筋膜會呈現緊繃的狀態，**可以先試著伸展這些緊繃的筋膜，肩關節的活動就會變大，**腋下那種隱隱被牽制住的感覺就會消失了。

不過在伸展淺層筋膜的過程中，要避免做出會讓肩膀疼痛的動作，忍住疼痛去伸展並不會進步，正確的觀念是要找到最舒服的伸展姿勢，有時候換個角度伸展就一點都不痛了。

| A-2 |
伸展肩胛筋膜

STEP

1 站姿、背靠牆，雙手舉起，讓手背貼牆，掌心朝前。

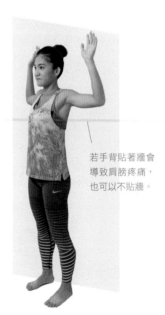

若手背貼著牆會導致肩膀疼痛，也可以不貼牆。

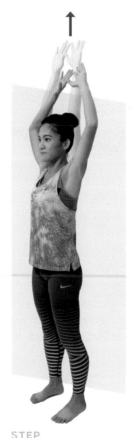

STEP

2 手背不離開牆壁，向上延伸，直到兩手拇指在中間相碰。

STEP

3 手往下滑、手肘彎曲，直到手肘可以壓到的最低點。相碰、下滑算一次，反覆進行。

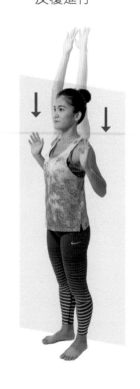

NOTE

旋轉肌的問題很多是出自肩胛周圍肌肉沉睡，這個運動可以活化肩胛骨周圍的肌肉，讓肩胛骨徹底的放鬆。

| A-3 |
夾背放鬆肩胛

·次數·
10 ～ 15 次

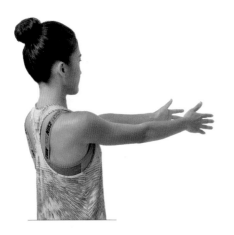

STEP
1 輕鬆的坐姿或站姿，注意不要駝背，雙手與肩同寬，手指儘量遠離身體，往前延伸。

STEP
2 手肘不彎曲，感覺肩胛往背部中間集中，手指儘量靠近身體，反覆進行。

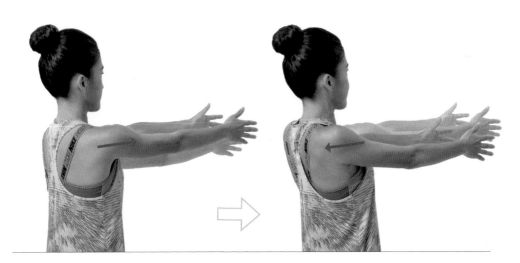

|B|
放鬆胸肌筋膜

·次數·
5～10 次

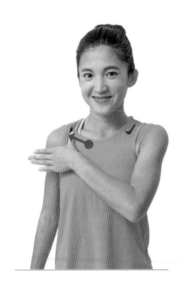

STEP

1 左手大拇指從右邊鎖骨下方出發，沿著鎖骨推到盡頭，將胸肌的筋膜推往右肩肩峰的方向。

STEP

2 從右肩的肩峰往斜上方，沿著上斜方肌，將筋膜往脖子的方向推。

正面視角

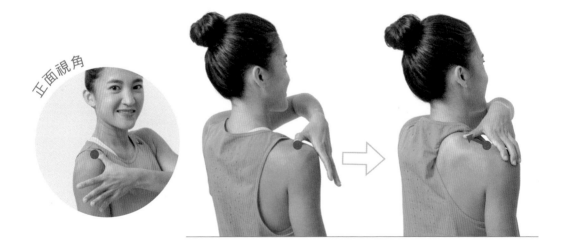

ICI 筋膜球
肩後肌群放鬆

· 時間 ·
1～2分鐘

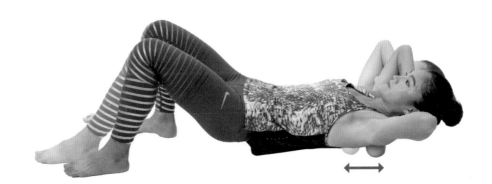

STEP

1 仰躺姿勢，雙腳屈膝踩地，讓一邊的肩胛外側（靠近腋下的上背肌群、小圓肌和棘下肌）壓在筋膜花生球上。

STEP

2 雙手抱頭穩住脖子，用腳掌的力量推動上半身，使肩膀後側肌群在花生球上來回滾動。

┃D┃ 筋膜滑罐

肩膀激痛點筋膜放鬆

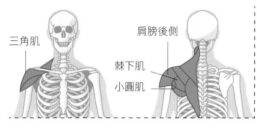

三角肌

肩膀後側

棘下肌

小圓肌

肩膀後側、側面激痛點

常見的肩膀激痛點，為肩膀後側、肩膀側面（三角肌）上。

肩膀後側放鬆

把筋膜滑罐放在肩膀後側後三角肌的激痛點上。輕壓筋膜滑罐，確定杯口吸住皮膚表面後，順著肌肉方向滑動。

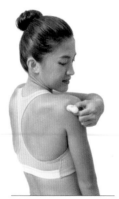

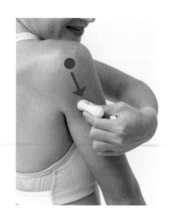

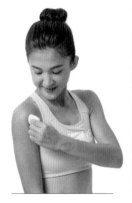

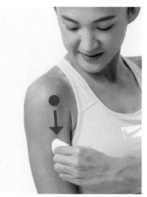

肩膀側面放鬆

把筋膜滑罐放在肩膀側面（前三角肌）的激痛點上。輕壓筋膜滑罐，確定杯口吸住皮膚表面後，順著肌肉方向滑動。

NOTE 使用筋膜滑罐處理棘下肌和小圓肌激痛點，也有很好的效果。

|E| 彈性加壓帶
改善肩膀活動度

·次數·
3次

（1天內最多）

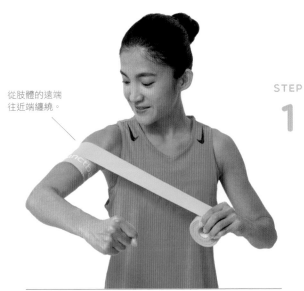

從肢體的遠端
往近端纏繞。

STEP

1

將彈性加壓帶拉緊後，從上臂中段處開始往肩膀纏繞。

STEP

2

將加壓帶重疊往肩膀方向纏繞，約纏到肩膀側面和腋下。

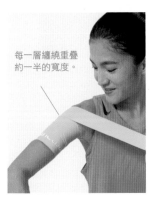

每一層纏繞重疊
約一半的寬度。

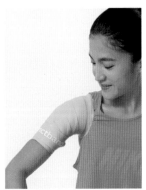

3

手臂抬到與肩膀水平的位置，手肘彎曲 90 度、讓
肩膀外轉，接著維持手肘角度，讓肩膀往下（內）
轉，使肩膀周圍的肌群反覆收縮和放鬆，動作最
多 2 分鐘，就必須將加壓帶解開。

◆ 解開帶子後，可能於腋下出現瘀血磨擦痕跡，會於兩小時內逐漸散去。

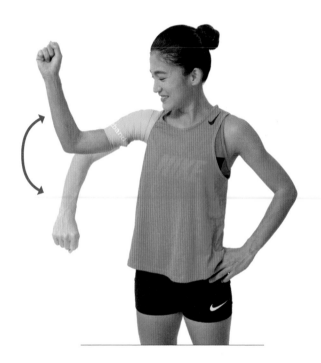

NOTE

藉由彈性加壓帶的壓力
和彈性，讓肌筋膜、肌
肉和關節在纏緊的壓力
帶下滑動，是另一種加
壓按摩筋膜的方式。在
使用完之後，應該會很
明顯感受到肩膀旋轉、
舉起的角度增加，肩膀
連結後背部位的卡卡感
覺也會改善很多。

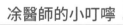

涂醫師的小叮嚀

所有使用加壓帶的動作，過程中如果出現疼痛加重，或肢體感覺麻木的狀況，就
必須要立刻鬆開加壓帶！

彈性加壓帶使用注意事項

01 加壓帶拉緊約 50% 的張力，也就是說把原本 10 公分長的帶子拉長到 15 公分，
不用刻意拉得太緊。

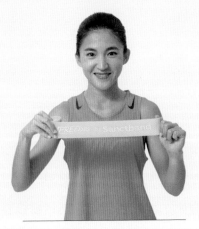

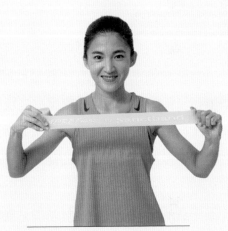

02 纏繞和動作的過程中，保持正常呼吸，不要憋氣或用力，以免發生努責效應 *
（Valsalva's maneuver）。

03 不是愈痛效果愈好！纏繞加壓帶時，要以可接受的疼痛度為限制，不要過度
忍耐。

04 動作完成後若有不適感，可冰敷 5-10 分鐘緩解。

＊努責效應：因頻繁憋氣，使血壓突然上升，靜脈回流減少、心臟輸出不足，導致身體缺氧、血液循環變差。因沒有充
分氧氣進入肺臟，無法將氧氣帶到肌肉或其他器官，而引起頭暈、短暫頭痛、心悸等不適，甚至昏倒、休克。

五十肩

　　「肩關節發炎並沾黏」，就是俗稱的五十肩，發生原因不明，但很多人是接續在肩膀旋轉肌肌腱嚴重發炎之後發生，因此臨床上常常容易搞混。

　　五十肩前期的主要症狀是發炎導致的疼痛，甚至是晚上睡覺也會痛醒，而中期則慢慢出現關節沾黏的症狀，也就是活動度慢慢變小，通常都要到肩關節沾黏住的這個時期，才會被診斷出來是五十肩。

　　五十肩的治療重點，在於解開沾黏住的肩關節，不過這種關節囊的深層沾黏，真的是非常難解開！因為發炎的時間很長，所以產生很多錯綜複雜的新生膠原纖維組織互相纏繞住，要費很大的力氣才能解開沾黏，而且在拉開的過程中也會因為疼痛，而阻礙進步的速度，讓很多人感到「怎麼治療好一陣子了角度還是很差？都沒改善？」

　　而五十肩雖然看起來很嚴重，但痊癒的機率很高，不過因每個人體質不同，接受治療的積極程度也不同，因此從發病到痊癒需要的時間，就會因人而異了，平均而言需要 6 個月到 2 年的時間，給自己的身體一些時間，多點耐心，五十肩一定可以改善甚至治癒的！

前手臂線、背手臂線

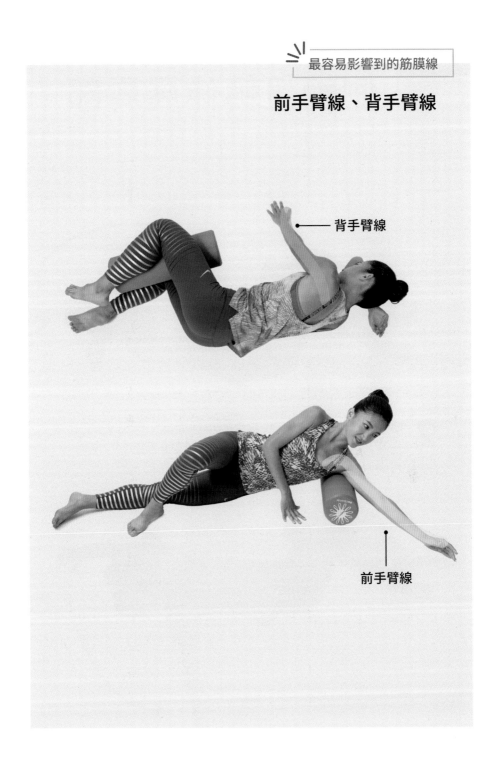

背手臂線

前手臂線

IAI
側躺扭轉伸展肩部

·次數·
各 5 ～ 10 次

1 側躺姿勢，疼痛的肩膀在上方。

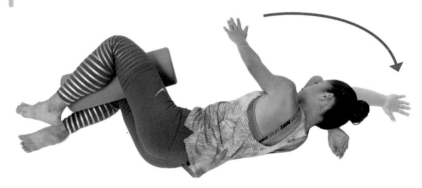

2 雙膝彎曲約 90 度，把上方的手臂伸直，手指盡量輕觸到地面，並遠離身體，感覺手指繞過頭頂，在地板上畫一個大圓，越大越好。

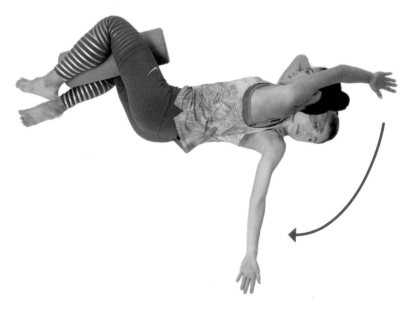

| B |
固定肩部筋膜的放鬆伸展

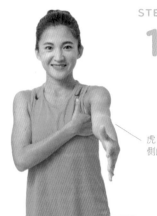

STEP

1 用沒有疼痛那一邊的手橫過胸前，手指與虎口按壓固定住另一邊（疼痛側）腋下的筋膜。

虎口朝著疼痛側的腋下

· 次數 ·
5～10 次

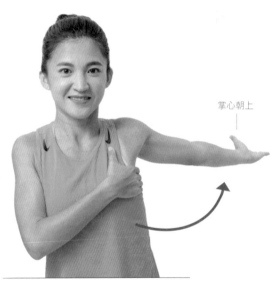

掌心朝上

STEP

2 將疼痛側的手舉至與胸同高，往外打開讓肩膀外展，牽拉腋下的筋膜。結束後換邊進行。

| NOTE |

五十肩症狀嚴重的人，可以用躺姿伸展。

1 躺在床上，沒有疼痛那側的手橫過胸前，手指與虎口按壓固定住（疼痛側）腋下的筋膜。
2 慢慢把手舉起，與身體呈 90 度，然後將手臂越過頭頂。

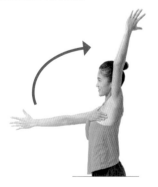

ICI
腋下筋膜放鬆

· 時間 ·
1~2 分

滾筒

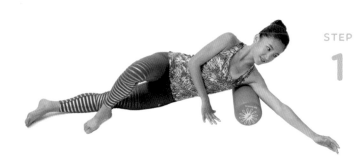

STEP
1
側躺姿勢，讓疼痛側的腋下部位靠在滾筒上。下方的膝蓋微彎，上方的腳往前跨過下方腳踩在地板上。

STEP
2
下方的手撐在身體前方，讓滾筒壓住腋下部位的筋膜後，手臂上下慢慢擺動。

✦ 動作不用快，持續約 1~2 分鐘。

筋膜球

STEP

1 側躺姿勢，將花生球放在疼痛側的肩膀側面肌肉下。

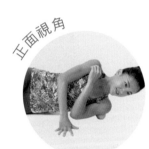

正面視角

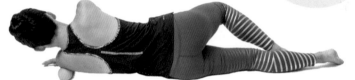

STEP

2 讓身體前後移動，使花生球前後滾動。

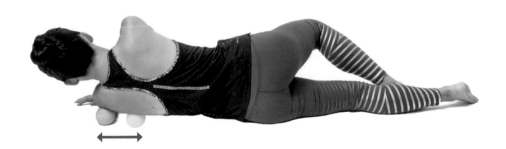

I D I 彈性加壓帶

改善肩關節活動空間

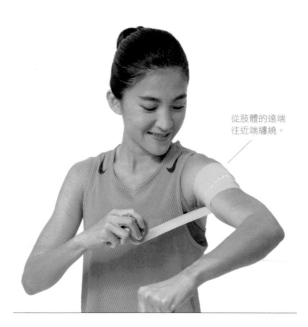

從肢體的遠端
往近端纏繞。

STEP

1 將彈性加壓帶拉緊後，
從上臂（靠肩膀處）
開始往肩膀纏繞。

STEP

2 將加壓帶重疊往肩
膀方向纏繞，約纏
到肩膀側面（覆蓋
住三角肌）和腋下。

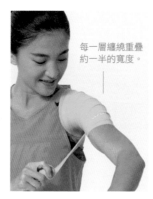

每一層纏繞重疊
約一半的寬度。

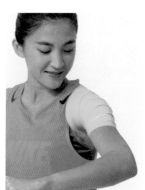

STEP

3 2分鐘之內，讓手臂做高舉過頭、往側邊平舉和
往後擺的動作，最後將加壓帶解開即可。

◆ 解開帶子後，可能於腋下出現瘀血磨擦痕跡，會於兩小時內逐漸散去。

請見 P145
彈性加壓帶
使用注意事項

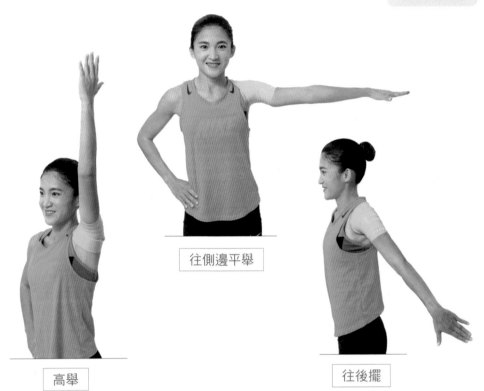

往側邊平舉

高舉

往後擺

涂醫師的小叮嚀

五十肩又稱為「冰凍肩」，它的沾黏是屬於「冷」的疤痕沾黏，因此熱敷對於
五十肩的「解凍」非常有幫助。不過由於五十肩是深層沾黏，熱敷或泡熱水等等
的「淺層熱」，雖然有效，但是效果不會非常顯著，建議大家如果可以接受深層
熱治療，效果會更明顯，在前面的文章也有提過深層熱的儀器：微波、短波和英
特波都屬於深層熱治療。

網球肘、
高爾夫球肘

涂醫師的
痛症診斷書

「網球肘」其實是肱骨外上髁炎的俗稱，也可以說是共同伸腕肌的肌腱炎。雖然名稱是「×× 炎」，但其實如果把肌腱拿去組織切片檢查，卻不會看到發炎細胞，而是會發現肌腱纖維組織的破損，以及膠原蛋白纖維雜亂無章的生長。因此網球肘並不是一種「炎症」，準確地來講，應該叫做「肌腱病變」。

此外，伸腕肌是讓手腕「可以向上翹起來」的肌肉，而且許多前手臂的肌肉，例如手指的伸肌，也會連接到伸腕肌的筋膜上，因此你會發現不只是翹手腕的動作會導致疼痛，伸直手指或者彎曲手指，也會拉扯到共同伸腕肌的筋膜而導致疼痛，所以在治療網球肘的時候，需要同時放鬆前手臂背側的所有肌肉，效果會比較好。

高爾夫球肘是跟網球肘很像，只是疼痛位置是在肱骨內髁，也就是屈腕肌肌腱的疼痛。發生的原因大多是因為長期反覆作出彎曲手腕或握緊扣住棍狀物的動作導致，就像是打高爾夫的動作。

一旦肌腱破損，治療時間就會花很久，日常生活中如果可以及時的放鬆與保健這些肌群，那麼就比較不容易累積成傷害。

淺背手臂線、淺前手臂線

網球肘

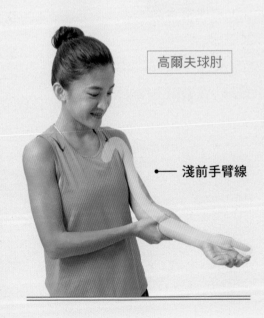

━━ 淺背手臂線

高爾夫球肘

● ━━ 淺前手臂線

| A-1 |
手肘和前臂
外側放鬆

網球肘

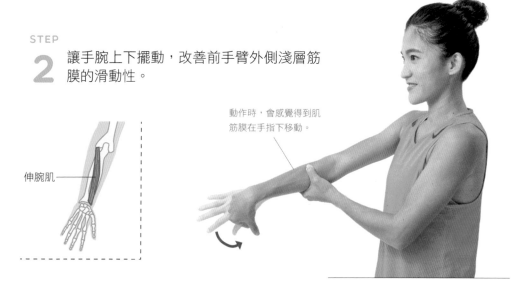

STEP

1 按住疼痛手肘外側的前臂筋膜，固定住前手臂上靠近手肘（近端）的筋膜。

STEP

2 讓手腕上下擺動，改善前手臂外側淺層筋膜的滑動性。

動作時，會感覺得到肌筋膜在手指下移動。

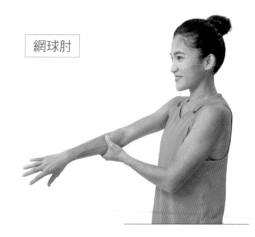

伸腕肌

A-2
手肘和前臂內側放鬆

·次數·
5〜10次

高爾夫球肘

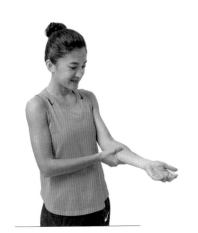

STEP 1

另一手的拇指按住疼痛手肘內側的前臂筋膜，固定住前手臂上靠近手肘（近端）的筋膜。

STEP 2

手掌輪流做出上下擺動的動作姿勢，改善前手臂內側淺層筋膜的滑動性。

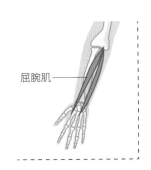

屈腕肌

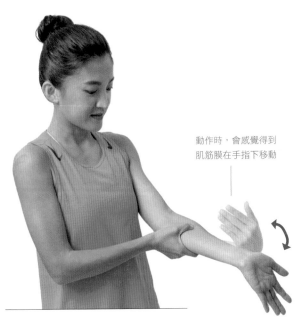

動作時，會感覺得到肌筋膜在手指下移動

第6章 15個常見肌筋膜疼痛部位的對症自療

| A-3 |
伸腕肌肌腱放鬆

·次數·
5～10 次

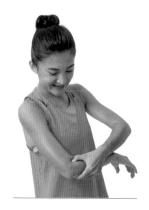

網球肘

STEP

1 將疼痛的手肘彎曲，另一手的拇指按壓在肌腱上，另外四指抓穩手肘。

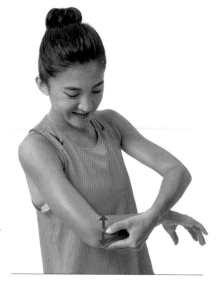

STEP

2 用痠但不疼痛的力道，上下撥動按壓肌腱，反覆進行。

涂醫師的小叮嚀

伸腕肌肌腱的走向是跟前手臂平行的，撥筋的原則是撥的方向需要與肌腱垂直，撥筋的力道不需要太重，將手指確實壓在深層的肌腱筋膜上，然後輕柔緩和的來回撥動。撥的力道很重要，可以感覺到一點痠，但不應該感覺疼痛。

這個方式不僅可以撥開新生沾黏的膠原纖維，也可以加快損傷組織的修復癒合，也可以用刮痧板或者筋膜刀來取代徒手撥筋。

| B-1 | 筋膜球

前臂外側肌群放鬆

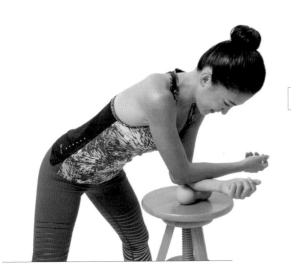

網球肘

STEP

1　讓前手臂外側按壓在花生球上。

STEP

2　前後移動，讓花生球在前臂肌肉下滾動。

另一隻手協助將上半身的重量加壓在另一隻手臂上。

|B-2| 筋膜球

前臂內側肌群放鬆

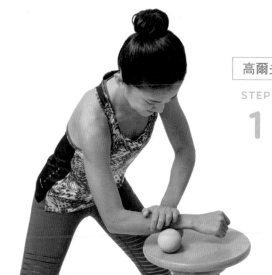

高爾夫球肘

STEP 1
讓前手臂內側按壓在花生球上。

STEP 2
前後移動，讓花生球在前臂肌肉下滾動。

| C-1 |　筋膜滑罐

前臂外側
伸腕肌放鬆

· 滑罐／留罐 ·
1～5 次
30 秒～2 分鐘

網球肘

將筋膜滑罐放在手肘（肱骨
外上髁，約在手肘側面凹陷
處）。沿著伸腕肌的肌肉走
向，將滑罐滑過去，放鬆整
條肌肉的張力。

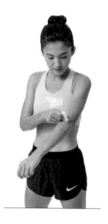
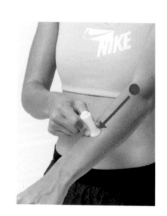

| C-2 |　筋膜滑罐

前臂內側
屈腕肌放鬆

· 滑罐／留罐 ·
1～5 次
30 秒～2 分鐘

高爾夫球肘

將筋膜滑罐放在前臂內側靠
近手肘處，前後左右的滑動。
沿著屈腕肌的肌肉走向，將
滑罐滑過去，放鬆整條肌肉
的張力。

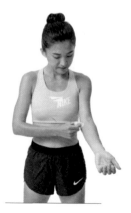
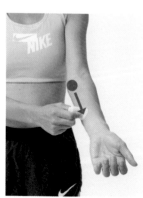

| D-1 | 彈性加壓帶

·次數·
3次

（1天內最多）

減輕前臂肌肉的
緊繃張力

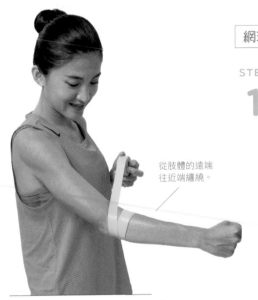

網球肘

STEP

1 將彈性加壓帶拉緊後，
從前臂靠手肘處開始
往上纏繞。

從肢體的遠端
往近端纏繞。

STEP

2 約纏繞兩圈後，繞
過手肘關節，纏至
上臂，再交叉纏繞
回前臂。反覆交叉
纏繞。

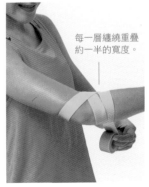

每一層纏繞重疊
約一半的寬度。

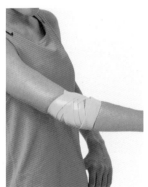

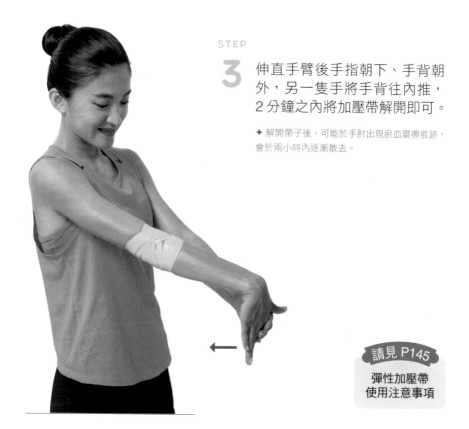

STEP

3 伸直手臂後手指朝下、手背朝外，另一隻手將手背往內推，2分鐘之內將加壓帶解開即可。

✦ 解開帶子後，可能於手肘出現瘀血磨擦痕跡，會於兩小時內逐漸散去。

請見 P145
彈性加壓帶
使用注意事項

涂醫師的小叮嚀

網球肘一般來說很少是急性的，大多是肌腱損傷後，慢性的癒合不良導致的疼痛，因此大多數網球肘對於熱敷的反應很好，除了可以放鬆肌筋膜，也可以加速局部組織的血液循環，和五十肩一樣，很推薦利用熱敷來改善，除了淺層熱敷之外，深層熱包含超音波或英特波的治療也非常有效。

|D-2| 彈性加壓帶

改善前臂
內側肌肉的疼痛

·次數·
3次

（1天內最多）

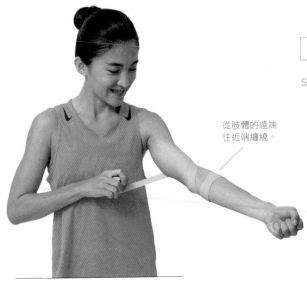

從肢體的遠端
往近端纏繞。

高爾夫球肘

STEP

1 將彈性加壓帶拉緊後，
從前臂靠手肘處開始
往上纏繞。

STEP

2 約纏繞兩圈後，繞
過手肘關節，纏至
上臂，再交叉纏繞
回前臂。反覆交叉
纏繞。

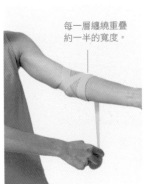

每一層纏繞重疊
約一半的寬度。

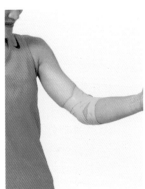

STEP

3　伸直手臂，手指朝下、手背朝內，另一隻手將手背往內拉，2分鐘內將加壓帶解開即可。

◆ 解開帶子後，可能於手肘出現瘀血磨擦痕跡，會於兩小時內逐漸散去。

請見 P145
彈性加壓帶
使用注意事項

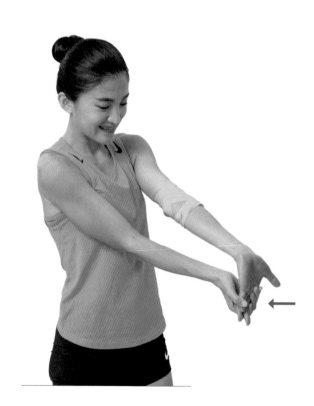

媽媽手

媽媽手也是一種常見的肌腱問題，因為抱嬰兒的姿勢很容易引發這個問題，所以俗稱為媽媽手。

不過，就算不抱嬰兒也是有可能會得到媽媽手的！只要在生活中常常需要用力做翹起大拇指的動作，久而久之肌腱就容易發炎疼痛，因為有兩條控制大拇指動作的肌腱（外展姆長肌腱與伸姆短肌肌腱），會通過手腕伸肌支持帶與橈骨之間這個狹小的空間，而肌腱過度使用本來就會腫脹，所以這個被手腕支持帶限制住的空間，又會夾住發炎的肌腱，因此肌腱發炎的情況就會變得更嚴重了。

深前手臂線

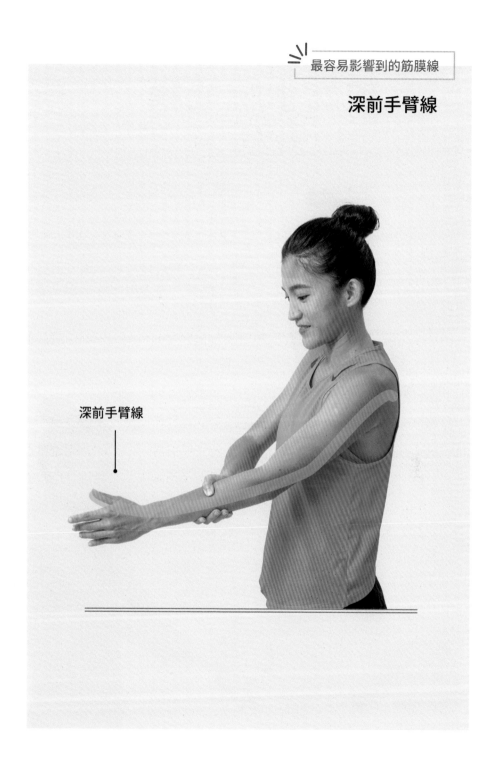

深前手臂線

IAI
放鬆手腕筋膜

·次數·
5～10 次

STEP

1 向上翹起拇指和手腕，用另一手感覺手臂上肌肉收縮的位置，並用拇指壓住。

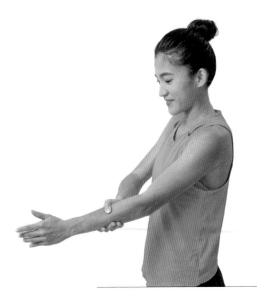

STEP

2 手腕上下擺動，感覺手腕處的筋膜有被伸展的感覺。

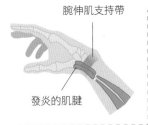

腕伸肌支持帶

發炎的肌腱

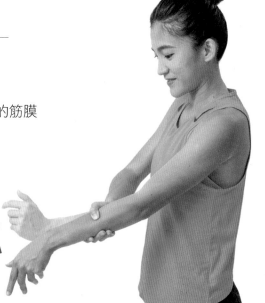

深層筋膜
按壓放鬆

｜Ｂ｜ 筋膜滑罐

放鬆前手臂側邊肌肉

· 滑罐／留罐 ·
1～5 次
30 秒～2 分鐘

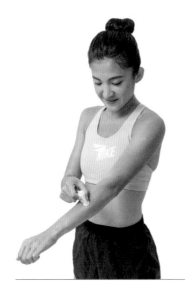

STEP 1

將筋膜滑罐放在前手臂側邊，輕壓滑罐後吸附住皮膚。

STEP 2

沿著伸姆短肌肌群和外展姆長肌群將滑罐滑過去，放鬆整條肌群的張力。

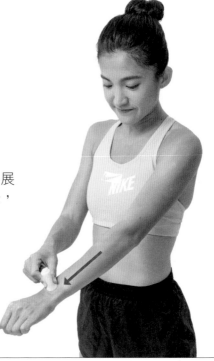

| C | 彈性加壓帶

改善手腕筋膜支持帶
和肌腱疼痛

・次數・
3 次

（1 天內最多）

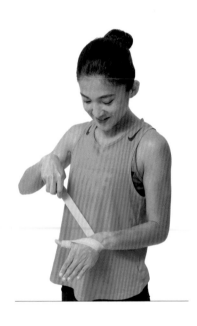

STEP
1 將彈性加壓帶拉緊後，
從大拇指指尖處開始
往手掌纏繞。

STEP
2 將加壓帶重疊往大拇
指根部的手掌方向纏
繞，然後繼續反覆纏
繞手腕和拇指。

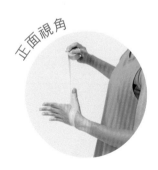

正面視角

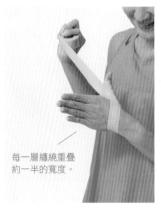

每一層纏繞重疊
約一半的寬度。

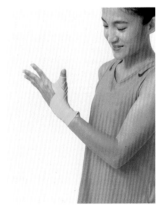

STEP

3

將纏繞加壓帶的拇指往掌心轉,其他四指握拳、
將拇指握在掌心,順勢讓手腕做出下壓的動作,
2分鐘之內將加壓帶解開即可。

請見 P145
彈性加壓帶
使用注意事項

✦ 解開帶子後,可能於出現瘀血磨擦痕跡,會於兩小時內逐漸散去。

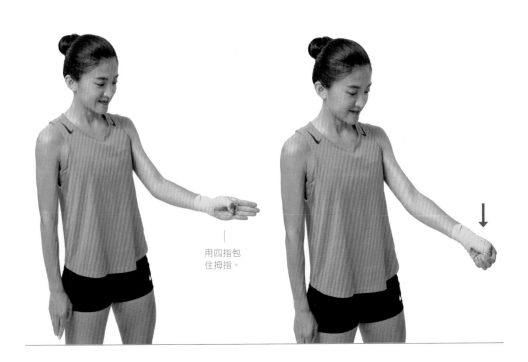

用四指包
住拇指。

下背疼痛

下背痛也就是大家常說的腰痛，這幾乎是每個人的人生中都會遭遇過的問題。下背部不僅要支撐住上半身的重量，還要可以靈活地做出彎曲、伸直、旋轉和側彎等等動作；此外，下背部同時要負責長時間直立的耐力與穩定度，還要有足夠的活動度，當下背部肌筋膜耐力不夠和過於緊繃僵硬時都會疼痛。

導致下背疼痛的真實原因多到說不完，從急性肌肉拉傷、慢性肌筋膜疼痛、腰椎椎間盤突出、脊椎滑脫、週邊神經夾擠、腰椎關節發炎、甚至是腎臟發炎或者骨盆腔發炎，都有可能以下背痛來表現，因此建議大家，如果有超過三個月的下背疼痛，經過休息也不會緩解的下背痛，或者是無法歸咎任何原因的下背痛等等，都應該立刻看醫生，找出真正的問題。

以下提供幾個日常生活中保養下背肌筋膜的方法，可以改善下背筋膜的滑動性，用來預防因為筋膜長期緊繃沾黏而導致的下背痛。

淺背線、深前線、功能線

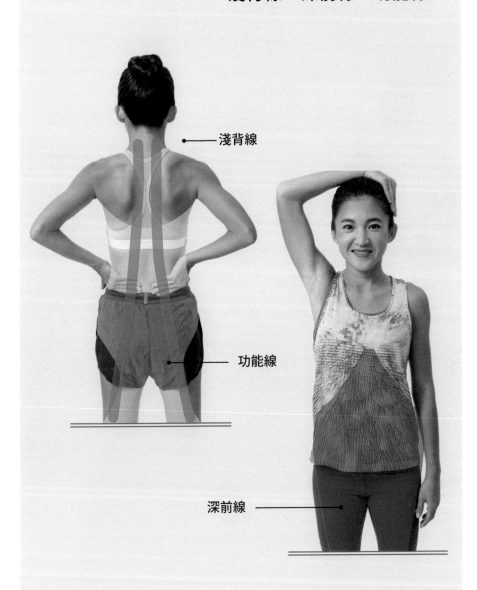

淺背線

功能線

深前線

▷ A 按摩下背胸腰筋膜

・次數・
5～10 次

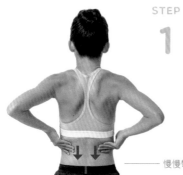

STEP 1

用手插腰的姿勢，讓手指順著脊椎兩邊由上而下推動胸腰筋膜，同時可做慢慢彎腰的動作。

—— 慢慢彎腰

下後鋸肌
前鋸肌
擴背肌
胸腰筋膜

STEP 2

讓手指順著脊椎兩邊由下而上推動胸腰筋膜，同時慢慢做後仰的動作。

—— 慢慢後仰

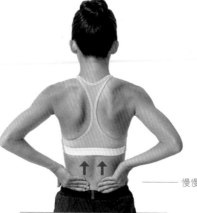

涂醫師的小叮嚀

胸腰筋膜的緻密化，跟下背痛有很大的關係，改善胸腰筋膜的滑動性，就有可能改善下背疼痛的狀況。大部份人因為長期彎腰駝背，下背筋膜通常會往頭的方向慢慢移動過去，因此一般的按摩做法，是將這片筋膜往腳部的方向推。在自己按摩放鬆時，也可以用手感受一下這片筋膜滑動性，往哪個方向滑動是比較差的，可以把筋膜往那個方向多推一點。

| B |
身體反向扭轉伸展

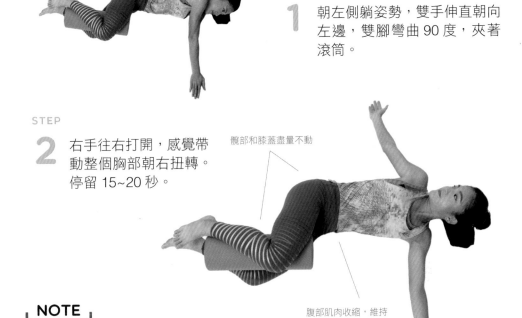

STEP 1
朝左側躺姿勢，雙手伸直朝向左邊，雙腳彎曲 90 度，夾著滾筒。

STEP 2
右手往右打開，感覺帶動整個胸部朝右扭轉。停留 15~20 秒。

髖部和膝蓋盡量不動

腹部肌肉收縮，維持住動作的穩定度

NOTE
這個身體扭轉的動作也可用坐姿進行。

凃醫師的小叮嚀

下背痛的原因，和腹部筋膜的滑動度變差也有關係，在前文中提過，人體最大片的筋膜，就是胸腰筋膜，而胸腰筋膜又與腹橫肌相連，因此做腹部和側腹部的按摩伸展，也有機會能改善下背疼痛的問題。

ICI 筋膜滑罐

鬆開下背激痛點

下背激痛點

常見的下背激痛點，通常位於髂腰肌、髂肋肌，以及腰椎旁與薦椎旁的多裂肌，多集中在胸腰筋膜一帶。

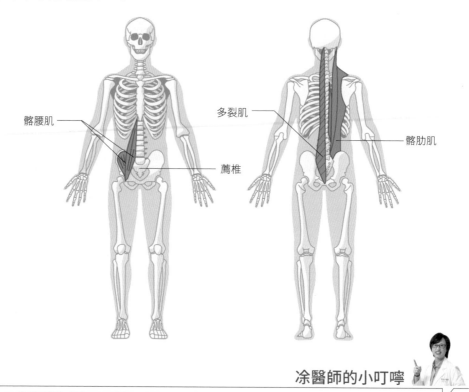

髂腰肌

多裂肌

髂肋肌

薦椎

涂醫師的小叮嚀

透過滑罐，讓整片下背部筋膜可以得到水分的重新灌流，並且將筋膜層間濃稠的大玻尿酸打散成小分子，重新恢復筋膜的滑動性和彈性。

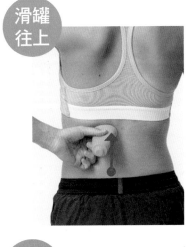

下背肌群放鬆

將滑罐放在後腰處，約在骨盆上緣和脊椎旁，輕壓滑罐、杯口吸附住皮膚後，分別可往上、往外、往斜上方，多個方向放鬆胸腰筋膜下背部的區域。

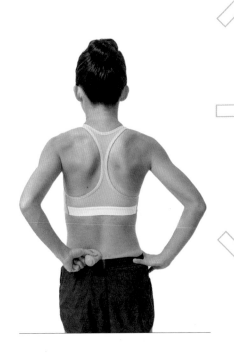

滑罐往上

滑罐往外

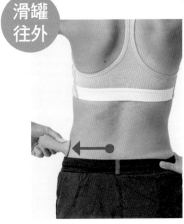

滑罐斜上

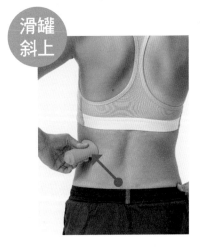

| D |
活化下背穩定肌群

STEP

1 仰躺姿勢，雙手自然擺放在身體兩側，
膝蓋立起踩地，稍微打開與骨盆同寬。

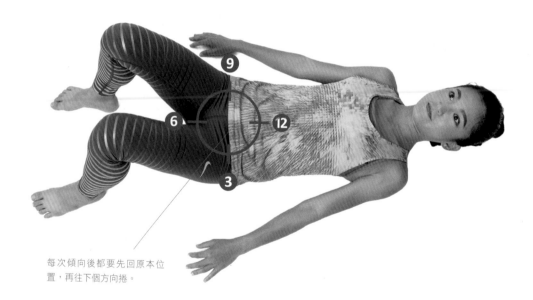

每次傾向後都要先回原本位
置，再往下個方向捲。

STEP

2 想像肚子上擺了一個時鐘，感覺骨盆先朝向自己的 12 點鐘
方向捲（後傾），然後再回到原本的位置。接著依序朝 6
點鐘（前傾）、3 點鐘（左傾）和 9 點鐘方向（右傾）捲。

凃醫師的小叮嚀

很多人會以為，正確的坐姿就是要「抬頭挺胸」，但其實這樣的坐姿時，腰椎容易呈現前凸的狀態，反而會造成腰椎關節壓力增加，加速腰椎關節退化。

正確的坐姿是把骨盆擺正之後，然後把腰椎、胸椎與頸椎，從下到上、一節一節輕輕的疊上去，有點像是堆疊積木一樣。你會發現，**為了達到「輕輕」疊上去的目的，你必須啟動整個核心肌群**，包括上方的呼吸橫隔肌、前方的腹橫肌與腹斜肌、下方的骨盆底肌和後方的多裂肌，全部都需要被喚醒，全部都需要保持微微收縮的力量，把肚子這個氣球打起氣來，讓腹內的壓力提高，撐住整個脊椎。

一旦肚子的氣被打起來，脊椎關節就會輕鬆很多。不過通常要請病人同時把這麼多核心的肌肉啟動是非常困難的，因此，在臨床上會給予一個比較容易理解的口令，那就是「讓身體長高」。

如果身體的重量只靠骨骼去支撐，那就會歪七扭八，最常犯的錯就是駝背，凸肚子或者翹屁股，整體看起來就會變矮，如果可以加上核心肌肉的力量，把骨骼撐起來，那麼整體看起來就像是長高一樣。因此，「用肌肉的力量讓身體長高」，就是最簡單的口令或者原則，在這樣的原則之下，大部份的人都可以做出正確的坐姿了！

NOTE

這個動作又被稱為「骨盆時鐘運動」，藉由讓骨盆轉動不同的方向，帶動下背和臀部平時少用到的深層肌肉和小肌肉，不僅對於減緩下背痛和腰痛非常有效，也是快速喚醒核心肌肉的好方法。

髖關節疼痛

髖關節疼痛和下背疼痛類似，也有非常多造成疼痛的可能原因。如果跟運動傷害相關的，大多是因為髖關節前側的肌肉太緊繃，又或者是臀部肌肉太無力所導致的，**稱為髖關節夾擠**。

如果是髖關節長期磨損造成的，那麼最常見的問題就是髖關節退化性關節炎；除此之外當然還有其他的可能性，例如髖關節先天發育不良、風濕免疫性的髖關節炎、股骨頭壞死，甚至是股骨骨折等等。

時常做髖關節相關的筋膜保養，是非常重要的，**如果不常伸展按摩髖部筋膜，也不去訓練髖部的肌群，等到髖關節出磨損退化、關節炎等問題，就更難治療了！** 再次提醒大家，如果是長期的髖關節疼痛，建議還是要去看醫生，了解疼痛的真正原因。

側線、螺旋線、深前線

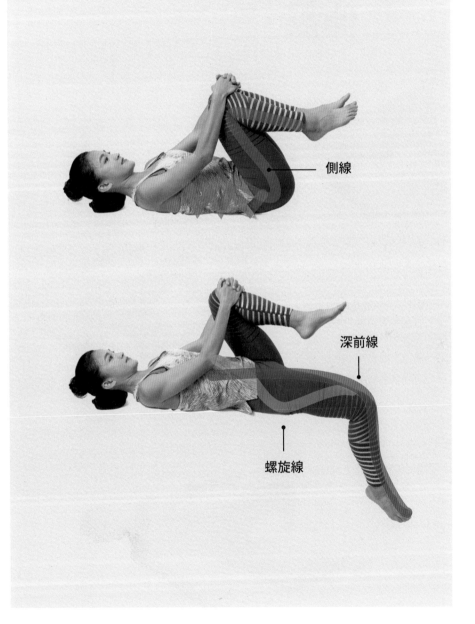

側線

深前線

螺旋線

| A-1 |
仰躺單腳畫圈
伸展

·次數·
各 5 ～ 10 次

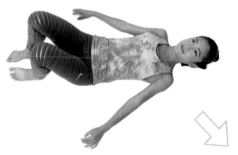

STEP

1 仰躺姿勢,雙手自然擺放
在身體兩側,雙膝立起踩
地,約與骨盆同寬。

膝蓋朝天花板

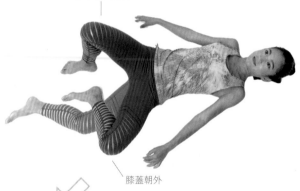

STEP

2 左腳向外打開,然後
慢慢把腳伸直,接著
把腳轉正(腳趾朝向
天花板)。

膝蓋朝外

腳掌始終在地上 ————

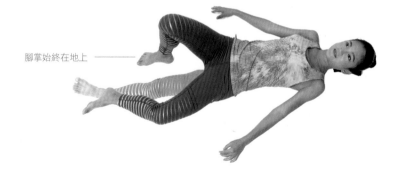

| A-2 |
仰躺單腳抱膝伸展

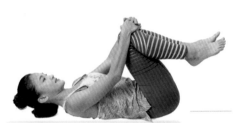

STEP 1

在床邊或可以平躺的椅子上仰躺，雙手將雙膝抱往胸口。

—— 讓臀部在床緣或椅緣

STEP 2

雙手抱著右腳，讓左腳自然下垂，感覺左髖前側伸展。接著換邊進行。

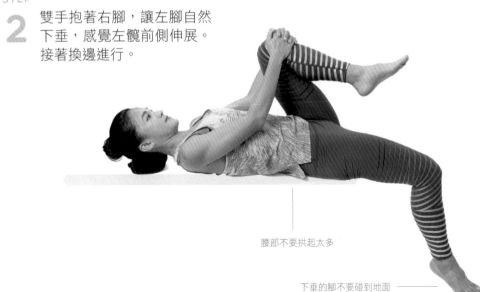

腰部不要拱起太多

下垂的腳不要碰到地面

| B |
放鬆臀部和
大腿前側肌肉

· 時間 ·
1～2 分

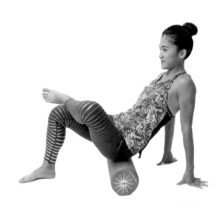

滾筒

STEP

1 將滾筒橫放在臀部下方，雙膝踩穩地面，雙手往後撐。

STEP

2 將左腳翹在右膝上，把重心移到左邊臀部，用手和腳的力量推動身體在滾筒上前後移動，感覺臀部肌肉（臀大肌）被按壓放鬆。

筋膜球─前後滾動

STEP
1 趴在地上,把筋膜球放在髖部前側下方,雙手前臂將身體撐起。

STEP
2 重心放在髖部前側上,感覺球按壓在這部位的肌肉,挪動身體,讓球前後滾動。

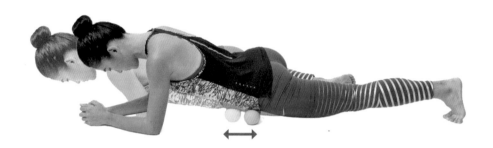

筋膜球─反覆按壓

STEP
1 趴在地上,把筋膜球放在一邊髖部前側下方,雙手手掌將身體撐起。

STEP
2 重心放在髖部前側上,感覺球按壓在這部位的肌肉,接著將同側的腳反覆勾起、放下的動作,感覺筋膜在球上放鬆。

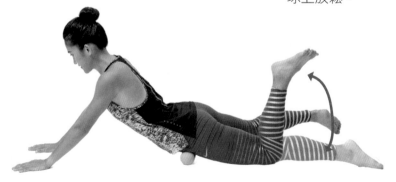

I C I 筋膜滑罐

· 滑罐／留罐 ·
1 ～ 5 次
30 秒～ 2 分鐘

改善臀部和
大腿前側緊繃

臀部和大腿前側激痛點

常見的臀部和大腿前側激痛點，為臀部的梨
狀肌、連結脊椎和髂骨的髂腰肌以及大腿前
側靠上方的股直肌。

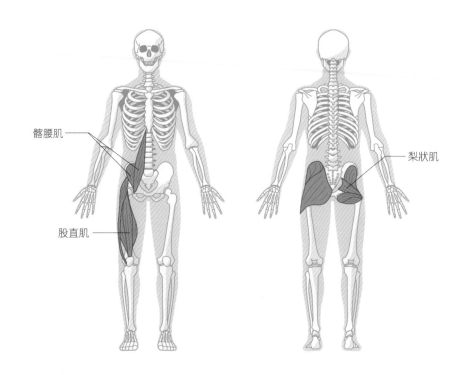

髂腰肌

股直肌

梨狀肌

梨狀肌放鬆

將筋膜滑罐放在梨狀肌的激痛點，吸附住皮膚輕壓滑罐，在感覺緊繃的點上停留30秒～1分鐘，再將滑罐順著肌肉走向滑動。

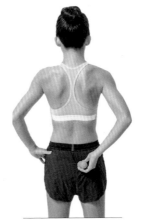
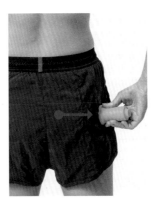

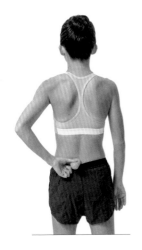
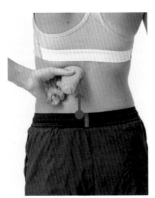

髂腰肌放鬆

將筋膜滑罐放在髂腰肌的激痛點，吸附住皮膚輕壓滑罐，在感覺緊繃的點上停留30秒～1分鐘，再將滑罐順著肌肉走向滑動。

股直肌放鬆

將筋膜滑罐放在股直肌的激痛點，吸附住皮膚輕壓滑罐，在感覺緊繃的點上停留30秒～1分鐘，再將滑罐順著肌肉走向滑動。

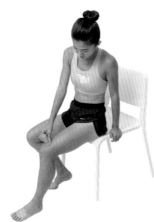
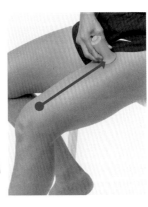

|D| 彈性加壓帶

改善髖關節緊繃和活動度

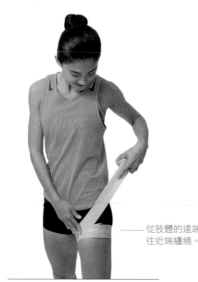

從肢體的遠端
往近端纏繞。

STEP

1 將彈性加壓帶拉緊後，從靠近大腿根部往上開始重疊纏繞。

STEP

2 往上繞過纏繞腿的對側腰部，然後從後面繞過，往下重疊纏繞大腿靠近髖部的位置。

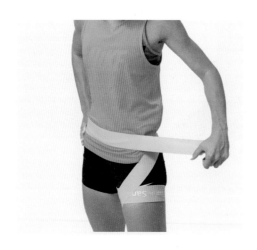

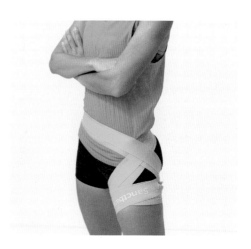

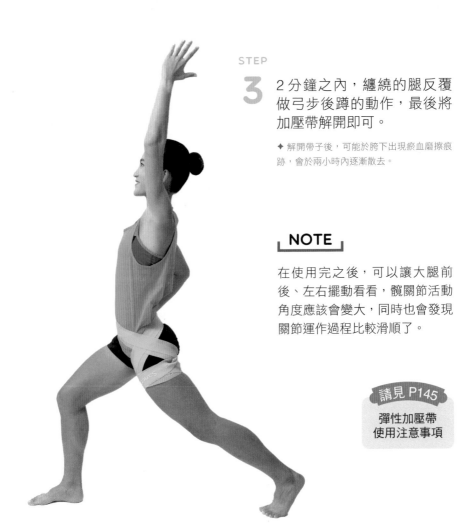

STEP
3

2分鐘之內，纏繞的腿反覆做弓步後蹲的動作，最後將加壓帶解開即可。

◆ 解開帶子後，可能於胯下出現瘀血磨擦痕跡，會於兩小時內逐漸散去。

NOTE

在使用完之後，可以讓大腿前後、左右擺動看看，髖關節活動角度應該會變大，同時也會發現關節運作過程比較滑順了。

請見 P145
彈性加壓帶
使用注意事項

退化性膝關節炎

　　膝蓋疼痛有很多原因，最常見的痛症有以下四種：退化性膝關節炎、髂脛束疼痛、髕骨肌腱炎（跳躍膝）和鵝掌肌（膝蓋內側）肌腱炎，接下來就一一分析疼痛造成的原因，還有如何自我保養並改善。

　　首先是退化性膝關節炎，膝關節軟骨的退化性發炎疼痛是非常困擾的，因為軟骨一旦磨損就無法新生，這種長期慢性的關節疼痛，最後一定會出現大腿肌肉萎縮的情況，**因此鍛鍊肌力對於避免關節持續退化是非常重要的！**

　　此外，因為肌力不足，膝關節周圍的筋膜就會代償性的緊繃起來，膝關節長期發炎也容易導致關節沾黏，降低關節的活動度，「緊繃的肌肉」跟「沾黏的關節」都會導致疼痛，所以筋膜的伸展與放鬆是緩解膝關節疼痛的第一步。

淺前線、淺背線、側線

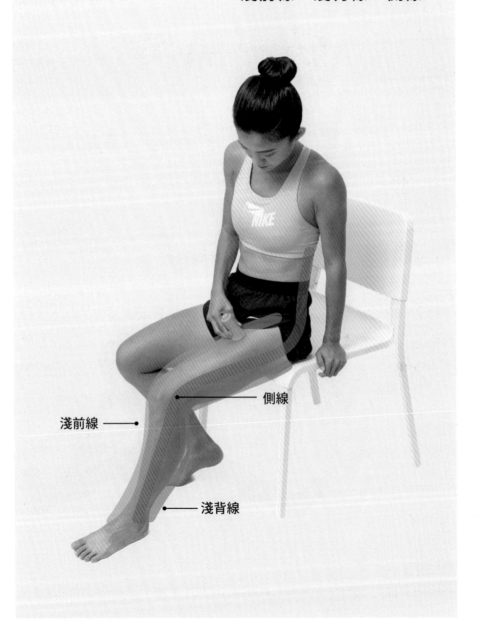

側線

淺前線

淺背線

A
坐姿伸展大腿內側

·次數·
10 ～ 15 次

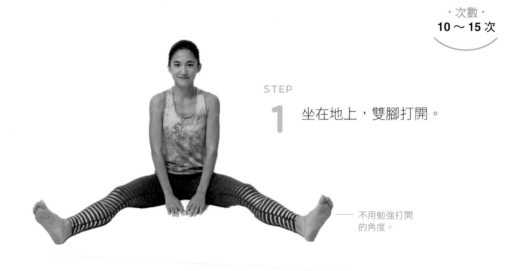

STEP

1　坐在地上，雙腳打開。

—— 不用勉強打開
的角度。

STEP

2　雙手朝向左腳，上半身
盡量前彎，感覺左大腿
內側伸展。結束後換邊。

NOTE

有關節退化問題的老人家，比較無法用蹲姿去伸展，建議可以坐在抗力球或者椅子上做
伸展，避免膝蓋更痛或腰痠。

|B|
放鬆膝蓋內側和後側筋膜

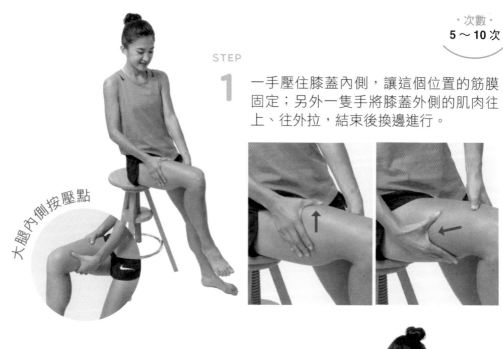

·次數·
5～10次

STEP 1 一手壓住膝蓋內側,讓這個位置的筋膜固定;另外一隻手將膝蓋外側的肌肉往上、往外拉,結束後換邊進行。

大腿內側按壓點

STEP 2 用雙手環繞單邊的膝蓋、壓住後側的筋膜,然後做出反覆膝蓋彎曲、伸直的動作,結束後換邊進行。

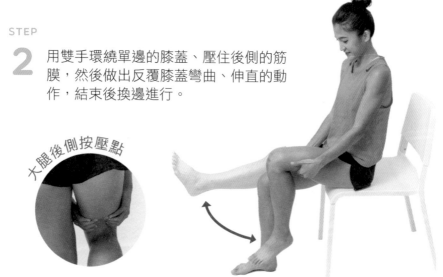

大腿後側按壓點

D | C | 深層筋膜按壓放鬆 筋膜滑罐

放鬆連結膝蓋的肌肉群

大腿內、前側和膝窩的激痛點

· 滑罐／留罐 ·
1～5 次
30 秒～2 分鐘

常見的大腿內、前側和膝窩的激痛點，為大腿的股內側肌、股外側肌以及膝蓋後側（膝窩）的膕肌（從大腿骨的後外側，往斜下方連結到小腿骨的內側後方）。

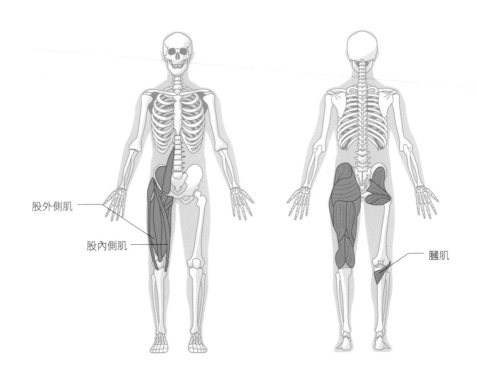

股外側肌

股內側肌

膕肌

股外側肌放鬆

將筋膜滑罐放在大腿外側激痛點，吸附住皮膚輕壓滑罐，在感覺緊繃的點上停留30 秒～ 1 分鐘，再將滑罐順著肌肉走向滑動。

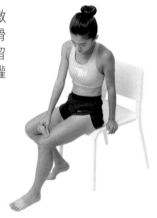
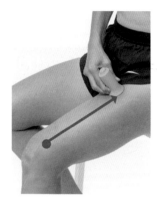

股內側肌放鬆

將筋膜滑罐放在大腿內側激痛點，吸附住皮膚輕壓滑罐，在感覺緊繃的點上停留30 秒～ 1 分鐘，再將滑罐順著肌肉走向滑動。

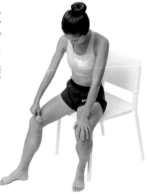
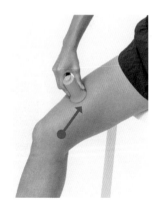

|D| 彈性加壓帶

改善膝關節活動度

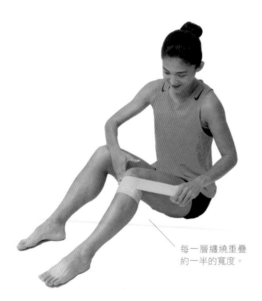

每一層纏繞重疊
約一半的寬度。

STEP

1 將彈性加壓帶拉緊後，從膝
蓋下方往上開始重疊纏繞。

STEP

2 往上纏繞住整個膝蓋，繼續
纏繞到大腿。

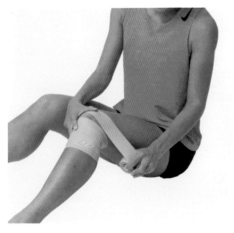

不用把整個膝蓋纏
滿，中間露出一點。

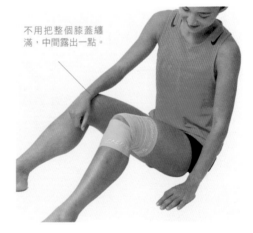

3 2分鐘之內，讓膝蓋做出彎曲和伸直的動作（可原地重複做類似深蹲的動作），最後將加壓帶解開即可。

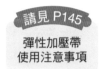

請見 P145
彈性加壓帶
使用注意事項

✦ 解開帶子後，可能於膝後出現瘀血磨擦痕跡，會於兩小時內逐漸散去。

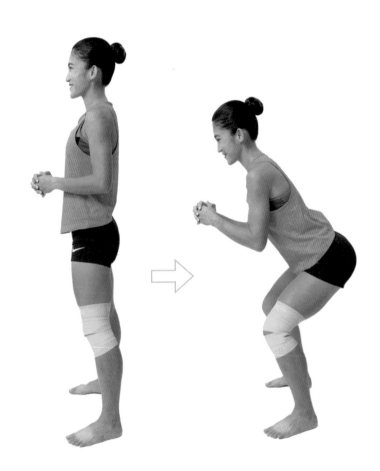

NOTE

在使用完之後，可以感覺膝蓋彎曲、伸直時，摩擦感大幅的減少，喀喀作響的聲音也減少了，並有明顯的滑順感。

髂脛束疼痛

髂脛束摩擦症候群或者髂脛束的疼痛，其實不是來自於筋膜的緊繃，大多是因為肌肉力量不足，導致髂脛束在活動的過程中，需要分擔越來越多的衝擊力量，因而使得髂脛束越來越緊繃，緊繃就會進一步導致髂脛束筋膜與下方肌肉骨骼之間與發炎沾黏疼痛，甚至是過度拉扯造成撕裂傷。

因此，伸展可以解開髂脛束與淺層和深層筋膜之間的沾黏，初步恢復筋膜的滑動性，再利用筋膜滑罐與加壓帶放鬆深層肌筋膜，就能夠有效緩解疼痛。不過，如果想要避免問題再度發生、不希望舊傷持續復發，治本的方法就是將核心與臀肌鍛鍊到足夠有力，就能避免位在大腿外側的髂脛束一而再、再而三的「過勞」了。

側線、螺旋線、深前線

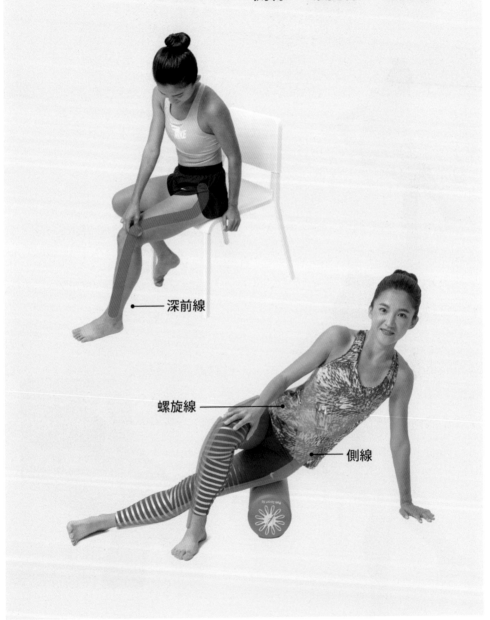

深前線

螺旋線

側線

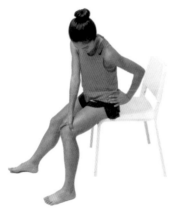

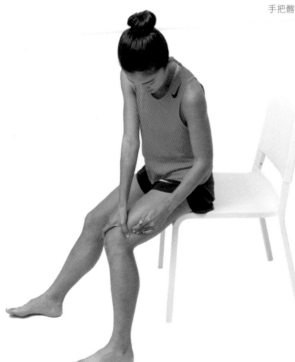

D | A |

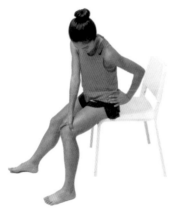

**淺層筋膜
伸展放鬆**

膝蓋外側按摩

·次數·
10~15 次

STEP

1 一手壓住髂脛束的下端,感
覺筋膜與肌肉在手指下被固
定。

STEP

2 另一手把髂脛束往上方推,
注意力道不是愈用力愈好。

◆ 也可以交換方向,一手壓住髂脛束,另一
手把髂脛束下方的股外側肌往外撥開。

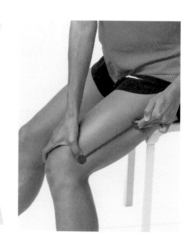

|B| 滾筒

滾筒放鬆大腿外側

·次數·
1~2 分鐘

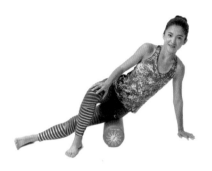

STEP

1

側躺在地上，手撐起身體，滾筒橫放在大腿側面，下方腳打直，上方腳踩在下方腳的前面。

STEP

2

穩定身體後，讓滾筒在膝蓋側邊至大腿根部來回滾動。單邊結束後，換邊進行。

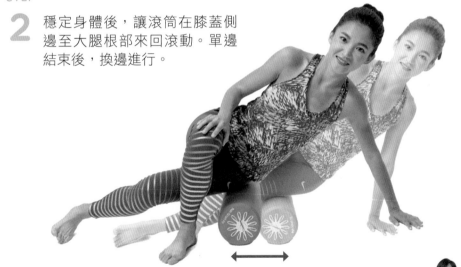

涂醫師的小叮嚀

放鬆這個部位，可以用兩種不同的滾動方式，可以達到不同的效果。（1）滾筒快速來回滾動：提升 ITB 與大腿外側淺層筋膜的滑動性。（2）滾筒橫向滾壓，在每一段稍作停留加壓：解開 ITB 與外側大腿深層筋膜的沾黏。

ICI 筋膜滑罐

放鬆大腿外側髂脛束

·滑罐／留罐·
1〜5次
30秒〜2分鐘

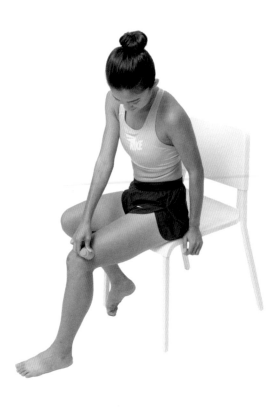

STEP

1 將筋膜滑罐放在大腿外側髂脛束的激痛點。

STEP

2 吸附住皮膚後,輕壓滑罐、在感覺緊繃的點上,停留30秒〜2分鐘。

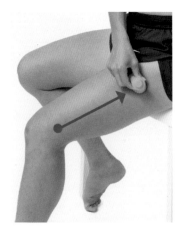

ⅠDⅠ 彈性加壓帶
改善膝蓋和髖關節活動度

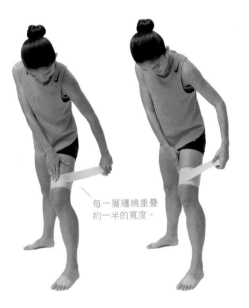

每一層纏繞重疊
約一半的寬度。

STEP
1
將彈性加壓帶拉緊後，從膝蓋上
方開始往上重疊纏繞，直到大腿
約一半的位置。

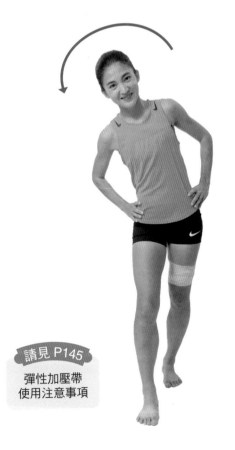

STEP
2
2分鐘之內，將雙腳前後站，
纏繞加壓帶那腳在後，雙
手叉腰，身體往前腳那一側
彎，感覺後腳那一側拉伸，
最後將加壓帶解開即可。

✦ 解開帶子後，可能於膝後出現瘀血磨擦痕
跡，會於兩小時內逐漸散去。

NOTE

在使用完之後，可以感覺大腿外側與臀部
肌肉鬆弛下來，膝蓋外側或是髖部外側的
緊繃不適感也會改善很多。

請見 P145
彈性加壓帶
使用注意事項

髕骨肌腱炎
（跳躍膝）

　　髕骨肌腱發炎最常見的原因就是使用過度，也就是跑步、跳躍或者急停等這些動作做太多導致的，因為過度使用產生的肌肉疲勞，因此通常也會伴隨著股四頭肌的緊繃，尤其是股直肌。

　　和前面的髂脛束處理重點有所不同，改善髕骨肌腱發炎的方式，是增加股四頭肌的筋膜滑動性與處理肌肉裡的激痛點，可以降低肌肉的張力，減少髕骨肌腱承受的張力，進而減輕發炎程度。

淺前線、淺背線

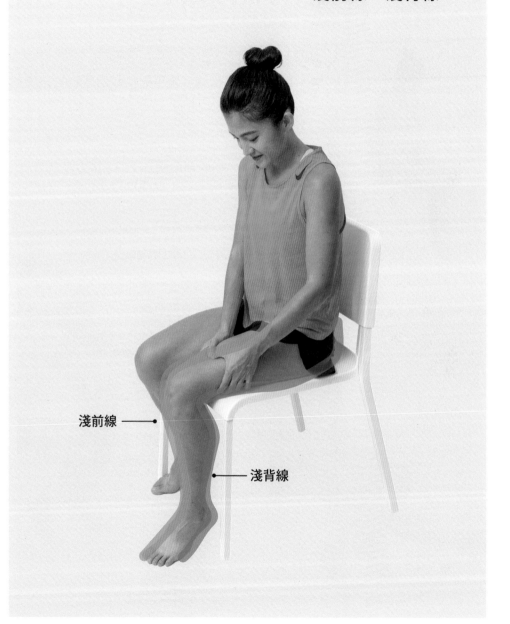

淺前線

淺背線

I A I
大腿前側按摩

· 次數 ·
15~20 次

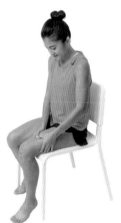

STEP 1

膝蓋彎曲九十度，兩手壓住股四頭肌的筋膜。

STEP 2

膝蓋伸直，同時把筋膜往下推；接著膝蓋彎曲，同時把筋膜往上拉，反覆進行。

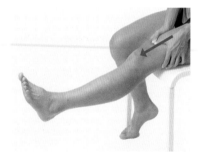

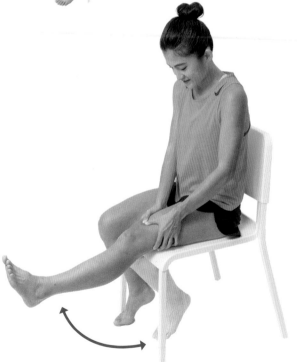

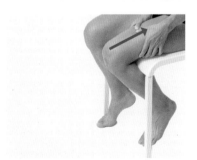

NOTE

推動筋膜的方向，與肌肉收縮的方向相反。

| B | 滾筒

滾筒放鬆大腿前側

· 次數 ·
1~2 分鐘

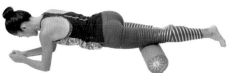

STEP **1** 俯臥姿勢，雙手前臂貼地撐起身體，讓大腿放在滾筒上。

STEP **2** 穩定身體後，用手的力量推動身體，讓滾筒在大腿根部至膝蓋上方快速來回滾動。

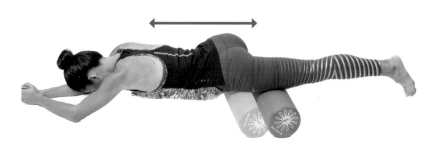

STEP **3** 接著讓滾筒按壓股四頭肌並停留在痠痛點上，反覆做彎曲與伸直膝關節的動作。

✦ 解開股四頭肌深層筋膜內的沾黏。

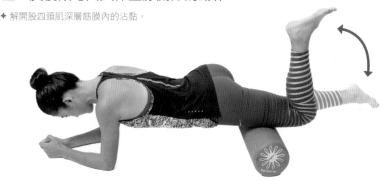

|C|

筋膜滑罐

放鬆髖部外側

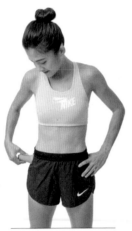

STEP

1 將筋膜滑罐放在髖部前外側的激痛點（闊張筋膜），吸附住皮膚後，輕壓滑罐、在感覺緊繃的點上，停留30秒～2分鐘。

STEP

2 將筋膜滑罐放在髖部前外側的激痛點（闊筋膜張肌），吸附住皮膚後，輕壓滑罐、在感覺緊繃的點上，將滑罐順著肌肉走向滑動。

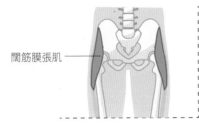

闊筋膜張肌

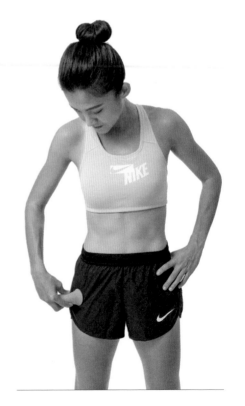

| D | 彈性加壓帶

改善膝蓋下側疼痛

・次數・
3 次

（1 天內最多）

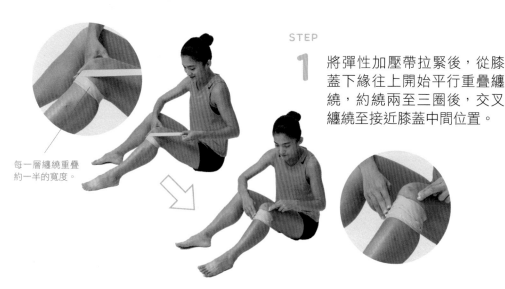

每一層纏繞重疊
約一半的寬度。

1 將彈性加壓帶拉緊後，從膝蓋下緣往上開始平行重疊纏繞，約繞兩至三圈後，交叉纏繞至接近膝蓋中間位置。

STEP

2 2 分鐘之內，將纏繞加壓帶那腳做出膝蓋彎曲、伸直的動作，最後將加壓帶解開即可。

◆ 解開帶子後，可能於膝後出現瘀血磨擦痕跡，會於兩小時內逐漸散去。

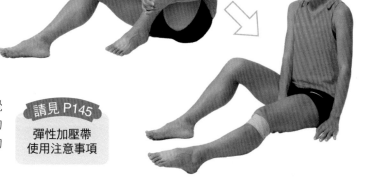

NOTE

在使用完之後，可以感覺膝蓋下緣（髕骨肌腱）的疼痛有所改善，膝關節的活動度順暢感也提升了。

請見 P145
彈性加壓帶
使用注意事項

鵝掌肌肌腱炎

在臨床上的膝蓋內側疼痛，不管年紀大小、運動量多寡，很多都是因為「鵝掌肌肌腱」發炎。

鵝掌肌肌腱是由內側的腿後肌肌腱和縫匠肌（從大腿上端的外側，橫越前側到膝蓋內側）肌腱組成，這些肌肉的作用是彎曲膝關節，因此凡是需要「不斷重複彎曲膝關節」的運動或動作，都有機會導致這條肌腱發炎；另一個狀況則是膝關節因為軟骨退化磨損變形，導致鵝掌肌肌腱必須幫助膝關節的內側韌帶承擔體重，也因為如此，有膝關節退化問題的老年人，不需要跑步，光是「站著」就足以讓鵝掌肌肌腱發炎。

如果想要治療這條肌腱發炎的問題，除了可以針對肌腱本身做一些橫向的撥筋按摩，還必須要放鬆內側腿後肌和縫匠肌，才能夠快速有效改善鵝掌肌發炎的問題。

淺背線、深前線

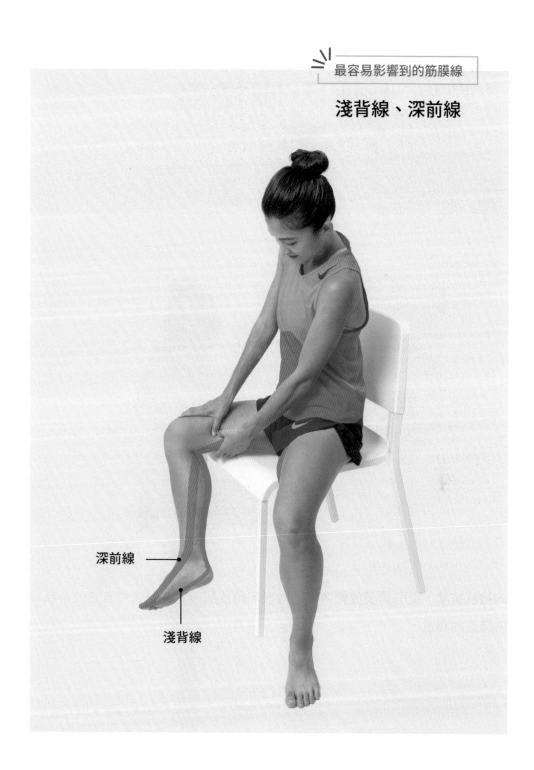

深前線

淺背線

D | A |
大腿內側按摩

·次數·
15~20 次

STEP

1 壓住大腿內側的筋膜（內側的腿後肌），
感覺筋膜在皮膚下被固定。

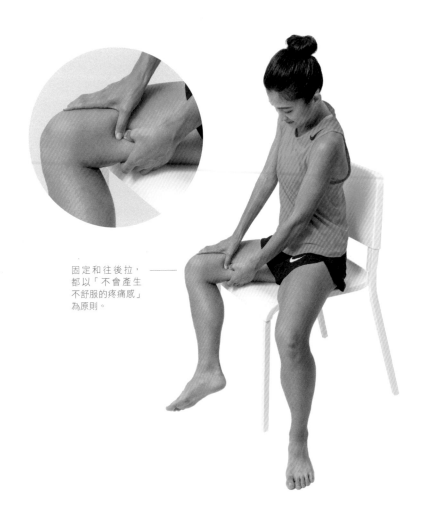

固定和往後拉，
都以「不會產生
不舒服的疼痛感」
為原則。

STEP

2 將大腿內側筋膜往後拉,同時把膝蓋伸直,
感覺手底下的筋膜與肌肉之間互相產生滑
動後彎曲膝蓋,重複進行。

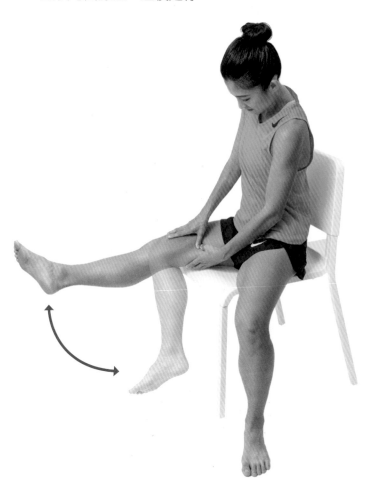

|B| 滾筒

滾筒放鬆
大腿內側肌群

·次數·
1~2 分鐘

STEP

1 俯臥姿勢，前臂撐起身體，一腳往後伸，另一腳膝蓋彎曲，讓大腿內側放在滾筒上。

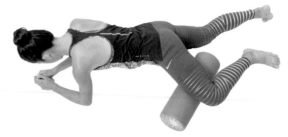

STEP

2 身體左右移動，讓滾筒在大腿內側來回滾動。

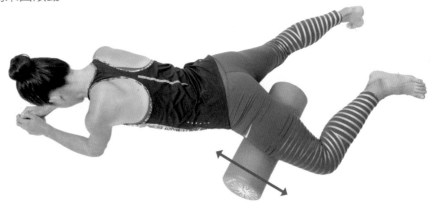

深層筋膜
按壓放鬆

ICI 筋膜滑罐

放鬆大腿內側

・滑罐／留罐・
1～5次
30秒～2分鐘

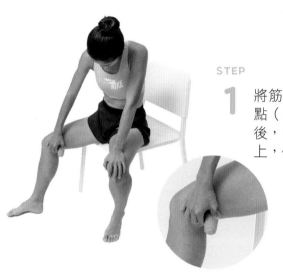

STEP

1　將筋膜滑罐放在大腿內側的激痛點（內側腿後肌），吸附住皮膚後，輕壓滑罐、在感覺緊繃的點上，停留30秒～2分鐘。

STEP

2　將筋膜滑罐放在大腿內側的激痛點（內側腿後肌），吸附住皮膚後，輕壓滑罐、在感覺緊繃的點上，將滑罐順著肌肉走向滑動。

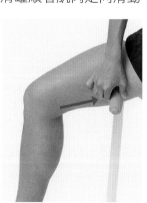

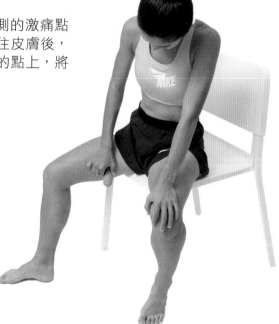

踝關節 扭傷慢性期

涂醫師的
痛症診斷書

　　踝關節扭傷的後期，最麻煩的問題就是關節沾黏，因為踝關節韌帶在受傷後，癒合的過程中，可能會過度增生，產生疤痕組織，這會容易使關節沾黏、活動度變差，並且使踝關節的本體感覺變得混亂，導致踝關節持續疼痛，還容易反覆扭傷。

　　因此，踝關節扭傷後期最重要的就是鬆解踝關節沾黏，改善並恢復關節本體感覺，才不會舊傷沒好，又添新傷，讓疼痛反覆無法痊癒。

側線、淺前線、螺旋線

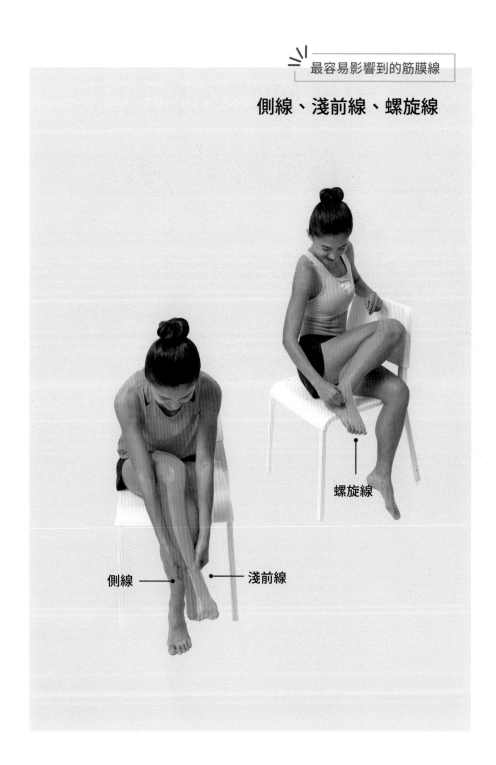

螺旋線

側線　淺前線

| A-1 |
放鬆腳踝內側筋膜

· 次數 ·
15 ～ 20 次

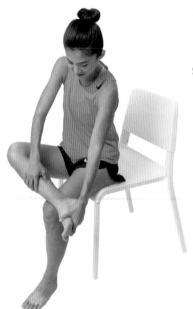

STEP

1 將右腳翹在左腳大腿上，左手握住腳掌，右手壓住右腳小腿的內側筋膜。

STEP

2 右手將小腿內側筋膜往上拉，同時左手將腳踝往下壓，感覺右手下方的筋膜與肌肉之間產生滑動。

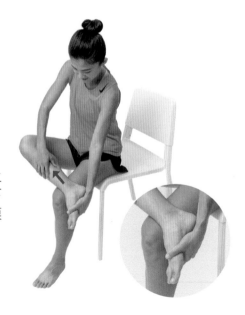

|A-2|

解開腳踝內側沾黏

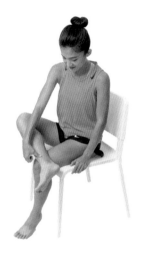

將右腳翹在左腳大腿上，用右手按住右腳踝的內側筋膜，往下推、往外繞過踝關節後，往上推到小腿處，結束後換邊。

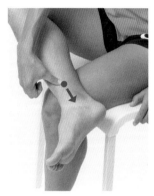

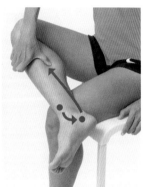

|A-3|

解開腳踝外側沾黏

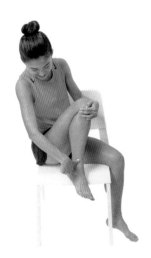

將右腳踩在椅面上，用右手按住右腳踝的外側筋膜，往下推、由外往內繞過踝關節後，往上推到小腿處，結束後換邊。

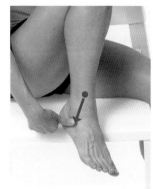

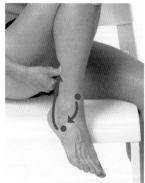

|B|
解開腳踝關節前側筋膜

· 次數 ·
15～20 次

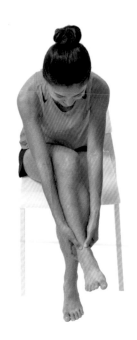

STEP

1 雙手壓住腳踝前側的支持帶。

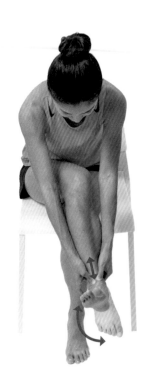

STEP

2 當腳踝向上勾起時,將腳踝前側的筋膜向下推;而當腳踝向下壓時,則將腳踝前側的筋膜向上推。

ICI 〔筋膜滑罐〕
放鬆腳踝和小腿

·滑罐／留罐·
1～5 次
30 秒～ 2 分鐘

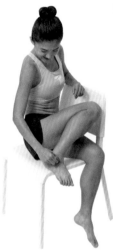

STEP 1

將筋膜滑罐放在腳踝外側關節處，吸附住皮膚後，輕壓滑罐、在感覺緊繃的點上，停留 30 秒～ 1 分鐘。

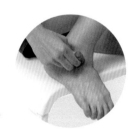

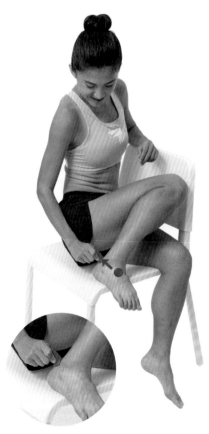

STEP 2

然後將滑罐輕輕地往上、下、內、外，四個方向拉扯（不是滑動），感覺特別緊繃的方向，可以多拉幾次。

NOTE

也可使用兩個小尺寸滑罐，分別吸在腳踝前側的左右兩邊，停留 30 秒～ 2 分鐘。

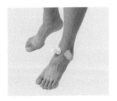

| D | 彈性加壓帶
改善腳踝活動角度

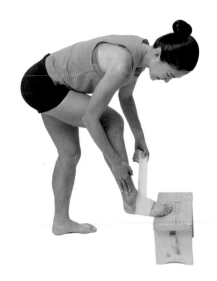

STEP

1 將彈性加壓帶拉緊後，從腳掌的一半往腳踝開始重疊纏繞。

STEP

2 加壓帶繞過腳跟（不要纏到腳跟處），繼續往腳踝上方開始纏繞。

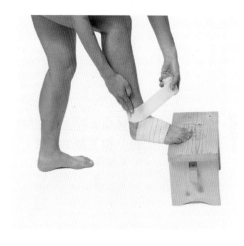

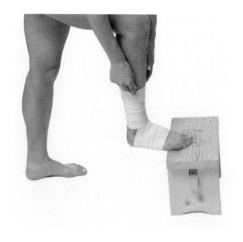

222

3

2分鐘之內，纏繞加壓帶那腳反覆做出跐腳、放下動作，最後將加壓帶解開即可。

◆ 解開帶子後，可能會在腳踝出現瘀血磨擦痕跡，會於兩小時內逐漸散去。

請見 P145
彈性加壓帶
使用注意事項

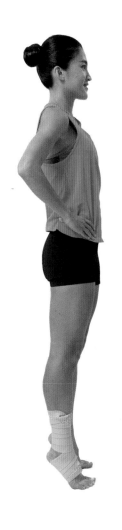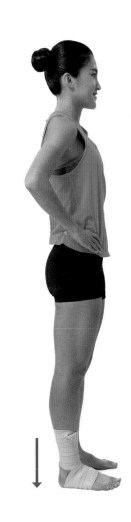

NOTE

在使用完之後，可以感覺腳掌在上舉（背屈）和下壓（蹠屈）的角度明顯改善增加，踝關節的活動度順暢感也提升了。

阿基里斯肌腱疼痛

　　阿基里斯腱是人體中最大條的肌腱，在演化過程中，這條肌腱會變得這麼大條，表示它非常重要，負擔非常大，也非常容易過勞，即使你沒有做什麼運動，沒有拉傷肌腱，只是日常生活走走路，幾十年下來，這條肌腱也是會發生問題。

　　因此，平常就要主動保養阿基里斯肌腱，包含伸展、放鬆小腿、改善小腿筋膜的滑動性，讓肌腱的疲勞可以儘早並及時的解除，不要把疲勞累積成傷害，才是最聰明的。

淺背線

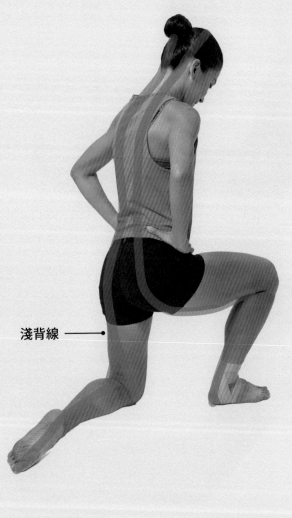

淺背線 ⟶

D | A | 筋膜球
放鬆小腿後側

深層筋膜
按壓放鬆

· 次數 ·
1 ～ 2 分鐘

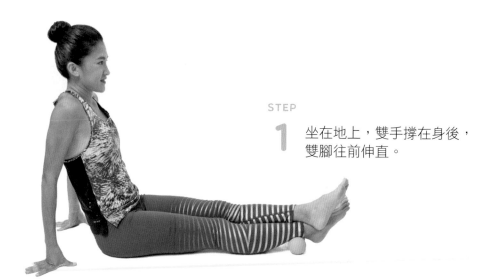

STEP
1 坐在地上，雙手撐在身後，
雙腳往前伸直。

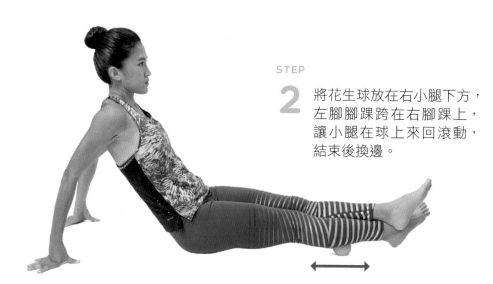

STEP
2 將花生球放在右小腿下方，
左腳腳踝跨在右腳踝上，
讓小腿在球上來回滾動，
結束後換邊。

|B| 筋膜滑罐
放鬆小腿後方與側面

·滑罐／留罐·
1～5 次
30 秒～2 分鐘

第6章

15個常見肌筋膜疼痛部位的對症自療

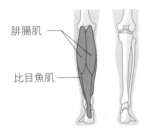

腓腸肌

比目魚肌

小腿後方、側面的激痛點

常見的小腿後方以及側面的激痛點，為小腿的腓腸肌和側面的比目魚肌。

小腿側面放鬆

將筋膜滑罐放在小腿外側的激痛點，吸附住皮膚後，輕壓滑罐，在感覺緊繃的點上停留 30 秒 ~2 分鐘，再將滑罐順著肌肉走向滑動。

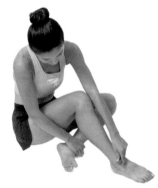

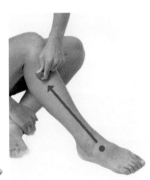

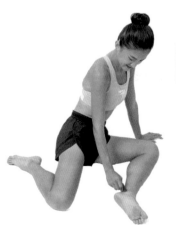

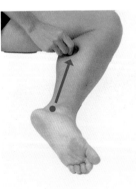

小腿後方放鬆

將筋膜滑罐放在小腿後方的激痛點，吸附住皮膚後，輕壓滑罐，在感覺緊繃的點上停留 30 秒 ~2 分鐘，再將滑罐順著肌肉走向滑動。

ICI

改善跟腱疼痛

· 次數 ·
3 次

（1 天內最多）

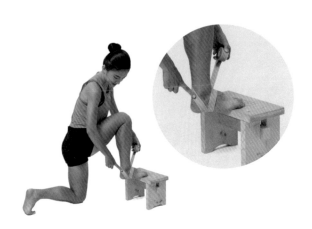

STEP

1 將彈性加壓帶拉緊後，從腳掌中間開始重疊纏繞。

STEP

2 約纏繞兩層後，將加壓帶以「腳踝一層、往下繞過腳跟交叉包覆、再繞腳踝一層」的順序纏繞，最後以腳踝上纏繞一層作為收尾。

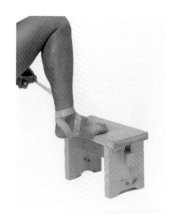
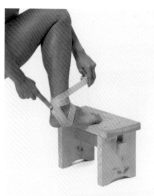
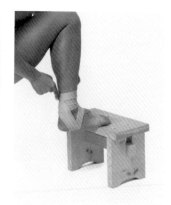

STEP

3 2分鐘之內，將纏繞加壓帶那腳做出踮起、放下的動作，或是未纏繞的腳單膝跪地，纏繞腳掌踩地，讓膝蓋往前挪、但腳跟留在地面上，最後將加壓帶解開即可。

✦ 解開帶子後，可能會在腳跟出現瘀血磨擦痕跡，會於兩小時內逐漸散去。

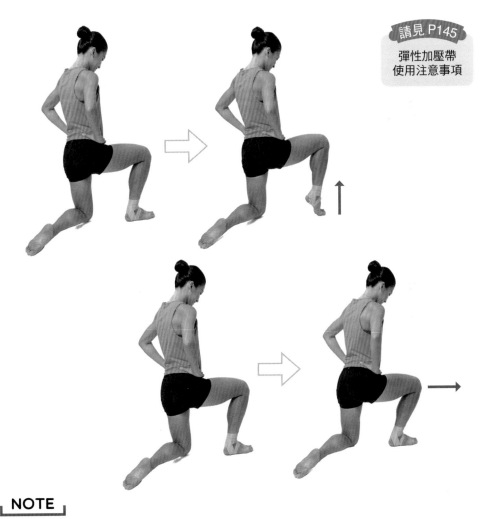

請見 P145
彈性加壓帶
使用注意事項

┌ **NOTE** ┐

在使用完之後，可以感覺跟腱疼痛大幅減緩，腳背上舉和下壓的角度也增加了。

足底筋膜疼痛

足底筋膜位在人體最底部，在跟骨的下方，當人體直立時需要承擔全部體重，如果是跑步或者跳躍，還要加上重力加速度的衝撞，所以非常容易發炎疼痛。

尤其是體重太重的人、需要久站的人或喜歡穿薄底平底鞋的人，還有長跑愛好者，或者需要跳很高、反覆落地衝撞腳跟的運動，如籃球和排球等等。無論男女老少，都有可能發生足底筋膜疼痛的問題，接下來就依照以下的動作，好好保養足底筋膜吧！

淺背線

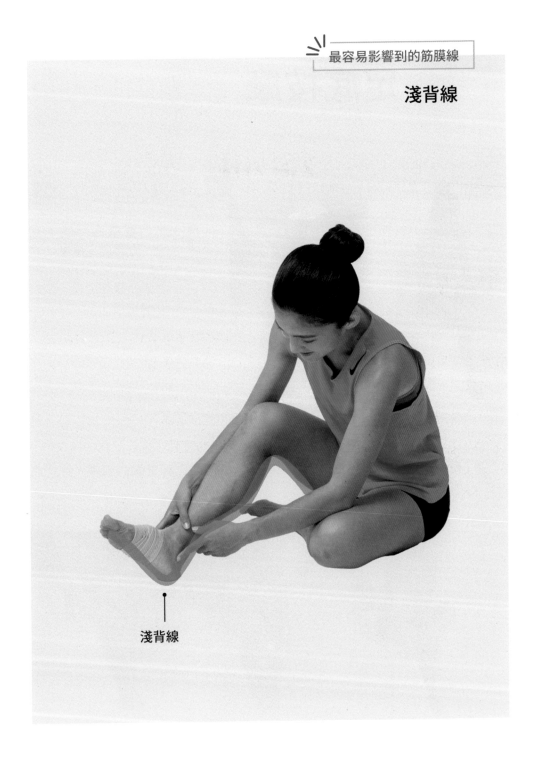

淺背線

淺層筋膜
伸展放鬆

I A I
足底按摩

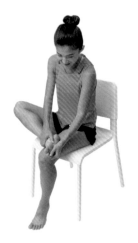
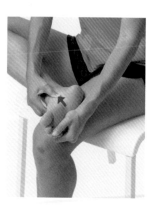

STEP

1 將右腳翹在左腳大腿上，左手固定腳掌；右手拇指從腳掌中央，把足底筋膜往上撥，結束後換邊。

STEP

2 將右腳翹在左腳大腿上，雙手拇指將腳跟內側和外側的筋膜，往足底的方向推。

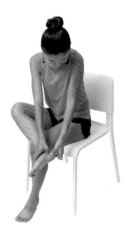
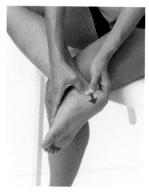
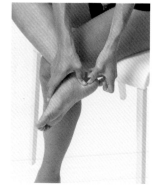

深層筋膜
按壓放鬆

|B| 筋膜滑罐

放鬆足底筋膜

·滑罐／留罐·
1～5次
30秒～2分鐘

將筋膜滑罐放在腳掌前足的激痛點,吸附住皮膚後,輕壓滑罐,將滑罐往足跟方向滑動。

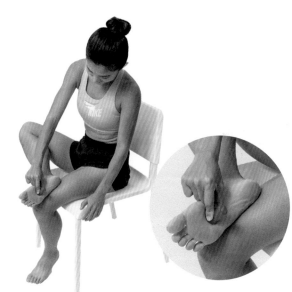

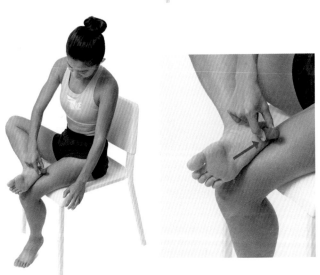

| C | 彈性加壓帶

改善足底
筋膜疼痛緊繃

·次數·
3 次

（1 天內最多）

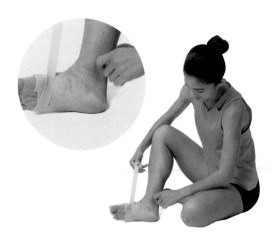

STEP

1 將彈性加壓帶拉緊後，從腳球開始重疊纏繞兩層後，交叉纏繞的，交叉纏繞至足部中間的位置。

STEP

2 2 分鐘之內，做腳趾彎曲、伸直的動作，最後解開加壓帶即可。

請見 P145
彈性加壓帶
使用注意事項

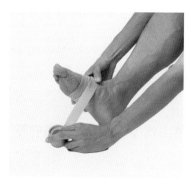

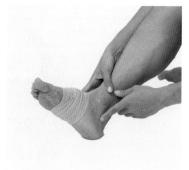

愈早面對疼痛，
愈能準確找到根源

涂俐雯

　　筋膜雖然非常強韌，但卻也是多愁善感，且容易受傷的，如果筋膜疼痛長期累積不處理的話，原本只會造成肢體或關節疼痛的筋膜問題，漸漸的，可能會影響周圍的神經，壓迫局部的循環，蔓延擴散到內臟，或者累積成一種不良的心理狀態，導致全身廣泛性的疼痛，或者劇烈難解的疼痛。因此，就算平常沒事，也要多訓練強化筋膜，並且多伸展按摩筋膜，多補充水分營養，讓筋膜保持在水份飽滿且Q彈有力的健康狀態，這樣就能夠減少酸痛，也能夠避免許多疾病的發生。不過，如果筋膜已經明顯損傷，導致力量傳遞受阻，或出現疤痕沾黏，抑或是筋膜產生纖維化或者緻密的情況，那就要積極的治療，可以利用徒手推拉按摩，筋膜滑罐，加壓帶等工具，進行淺層筋膜的伸展放鬆，和深層筋膜的按壓放鬆，再加上淺層或深層筋膜的熱敷等，這些都是非常有效的自救方法，如果還是無法解決問題的話，就一定要尋求專業人士的幫助，畢竟「筋膜網」無所不在，錯綜複雜，診斷問題真正的根源才是最困難的一關。

　　最後，除了希望大家能夠藉由此書更進一步認識筋膜，還希望大家能夠多體諒筋膜，因為每個人的筋膜特性都與眾不同，理解自己的筋膜，找到跟自己筋膜好好相處的方式，持續訓練並保養筋膜，這樣才能夠有健康的筋膜，也才能夠有快樂的人生。

肌筋膜疼痛修復全書

16 個常見痛症✕4 大放鬆手法，
解析全身筋膜網異常，打開層層緊繃和沾黏的疼痛自救

作　　　者／涂俐雯
共同作者／蘇柏文
動作示範／陳雅芬
人物梳化／湯晏寧
內文攝影／水草攝影 鍾君賢
封面設計／比比司設計工作室
內文設計／王氏研創藝術有限公司
選書人（書籍企劃）／賴秉薇
責任編輯／賴秉薇

出　　　版／境好出版事業有限公司
業　　　務／張世明・林踏欣・林坤蓉・王貞玉
國際版權／鄒欣穎・施維真・王盈潔
印務採購／曾玉霞
會計行政／李韶婉・許俶瑀・張婕莛
法律顧問／第一國際法律事務所　余淑杏律師
發　　　行／采實文化事業股份有限公司
電子信箱／acme@acmebook.com.tw
采實官網／www.acmebook.com.tw
采實臉書／http://www.facebook.com/acmebook01

ISBN ／978-626-7087-03-9
定　　　價／420 元
初版五刷／2023 年 12 月

國家圖書館出版品預行編目資料

肌筋膜疼痛修復全書：16 個常見痛症✕4 大放鬆手法，解析全身筋膜網異常，打開層層緊繃和沾黏的疼痛自
救／涂俐雯著 ,-- 第一版 -- 臺北市：境好出版事業有限公司 2021.12
　面；公分 .--
ISBN 978-626-7087-03-9
1. 肌筋膜放鬆術
418.9314　　　　　　　　　　　　　　　　　　　　　110019607

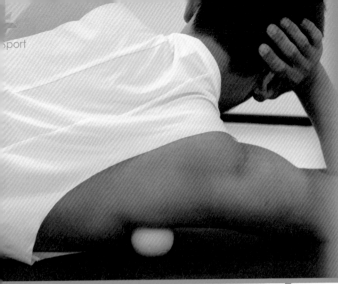

FunSport
陪你關心肌肉筋膜的心情起伏

優質筋膜配件，平價供應！
肌肉與荷包都輕輕鬆鬆

		伸縮調整版	
滾動力-筋膜按摩滾筒	艾羅力筋膜按摩滾筒45cm-送收納袋	奇肌勇士 鬆筋膜按摩滾筒	小黑豹-筋膜按摩滾筒(●實心款8cm

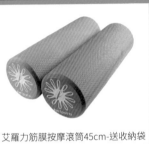 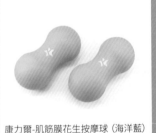 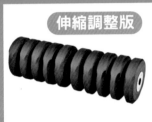 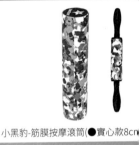

雷力斯-肌筋膜按摩球 (3球組)　康力爾-肌筋膜花生按摩球 (海洋藍)　立舒樂-筋膜花生按摩球-尖頭　瞬間醒肌-5合1筋膜按摩

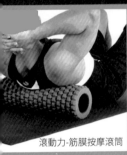 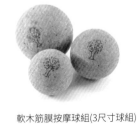 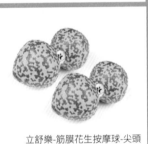 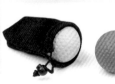

鬆筋膜專業軟木花生球　軟木筋膜按摩球組(3尺寸球組)　角頭小子筋膜療癒器 (3硬度組)　任您滾激痛點按摩球 (2硬度組

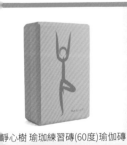 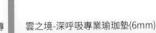

靜心樹 瑜珈練習磚(60度)瑜伽磚　雲之境-深呼吸專業瑜珈墊(6mm)

INDIBA®
revitalizing lives

運動照護的第一品牌

運動防護員即可合法操作使用

INDIBA® 擁有38年賽場邊精煉技術，INDIBA® 設備使用獨特的頻率(448 kHz)，是一種新型無創的溫和按摩系統。可預防和舒緩運動員肌肉與肌腱損傷，達到上場前暖身、場下身體恢復適用於身體各部位。並可結合運用動靜態訓練方式，從而獲得更好的表現效果。2021東京奧運使用 INDIBA® 技術的運動員和運動團隊，共獲得了8枚金牌、10枚銀牌和12枚銅牌的榮譽。

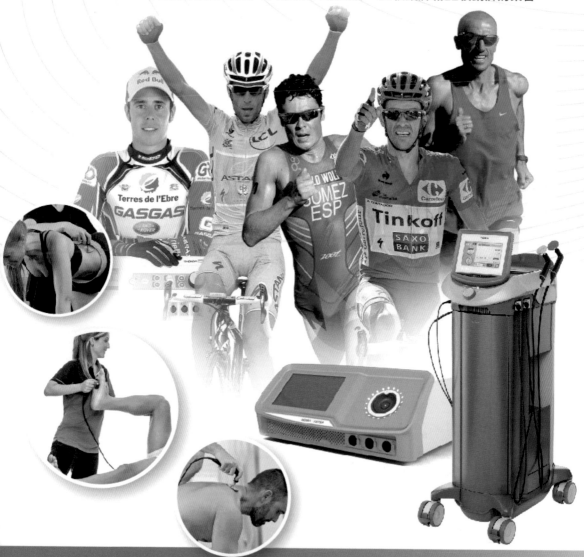

- 由內而外物理性內生熱療法
- 安全、非侵入性、無痛、零破壞、無恢復期
- 獨特專利系統 system: CAP / RES + EMC
- 遍布全球、黃金標準和信譽良好的品牌

境好出版

10491 台北市中山區松江路 131-6 號 3 樓

境好出版事業有限公司　收

讀者服務專線：02-2516-6892

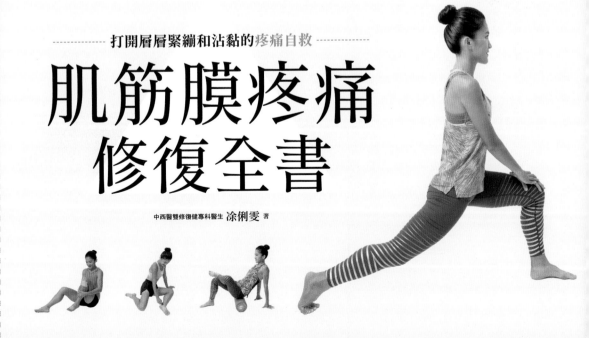

打開層層緊繃和沾黏的疼痛自救

肌筋膜疼痛
修復全書

中西醫雙修復健專科醫生 涂俐雯 著

| 讀者回饋卡 |

感謝您購買本書，您的建議是境好出版前進的原動力。請撥冗填寫此卡，我們將不定期提供您最新的出版訊息與優惠活動。您的支持與鼓勵，將使我們更加努力製作出更好的作品。

讀者資料（本資料只供出版社內部建檔及寄送必要書訊時使用）

姓名：＿＿＿＿＿＿＿＿＿ 性別：□男 □女 出生年月日：民國＿＿年＿＿月＿＿日

E-MAIL：＿＿＿＿＿＿＿＿＿＿＿＿＿＿＿＿＿＿＿＿＿＿＿＿＿＿＿＿＿＿＿

地址：＿＿＿＿＿＿＿＿＿＿＿＿＿＿＿＿＿＿＿＿＿＿＿＿＿＿＿＿＿＿＿＿

電話：＿＿＿＿＿＿＿＿＿ 手機：＿＿＿＿＿＿＿＿＿ 傳真：＿＿＿＿＿＿＿

職業：□學生　　　　□生產、製造　　□金融、商業　　□傳播、廣告　　□軍人、公務
　　　□教育、文化　　□旅遊、運輸　　□醫療、保健　　□仲介、服務　　□自由、家管
　　　□其他＿＿＿＿＿＿＿＿＿＿＿＿＿＿＿＿＿＿＿＿＿＿＿＿＿＿＿＿

購書資訊

1. 您如何購買本書？
　□一般書店（縣市 書店）　　□網路書店（書店）　　□量販店　　□郵購　　□其他

2. 您從何處知道本書？
　□一般書店　　□網路書店（書店）　　□量販店　　□報紙　　□廣播電社
　□社群媒體　　□朋友推薦　　　　　□其他

3. 您購買本書的原因？
　□喜歡作者　　□對內容感興趣　　□工作需要　　□其他

4. 您對本書的評價：（請填代號 1. 非常滿意 2. 滿意 3. 尚可 4. 待改進）
　□定價　　□內容　　□版面編排　　□印刷　　□整體評價

5. 您的閱讀習慣：
　□生活飲食　　□商業理財　　□健康醫療　　□心靈勵志　　□藝術設計　　□文史哲
　□其他

6. 您最喜歡作者在本書中的哪一個單元：＿＿＿＿＿＿＿＿＿＿＿＿＿＿＿＿＿

7. 您對本書或境好出版的建議：＿＿＿＿＿＿＿＿＿＿＿＿＿＿＿＿＿＿＿

＿＿＿＿＿＿＿＿＿＿＿＿＿＿＿＿＿＿＿＿＿＿＿＿＿＿＿＿＿＿＿＿＿＿

＿＿＿＿＿＿＿＿＿＿＿＿＿＿＿＿＿＿＿＿＿＿＿＿＿＿＿＿＿＿＿＿＿＿